降压降脂

怎么吃

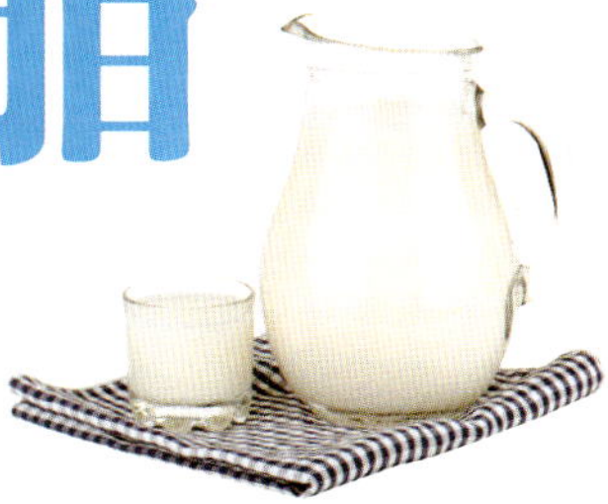

柴瑞震 主编

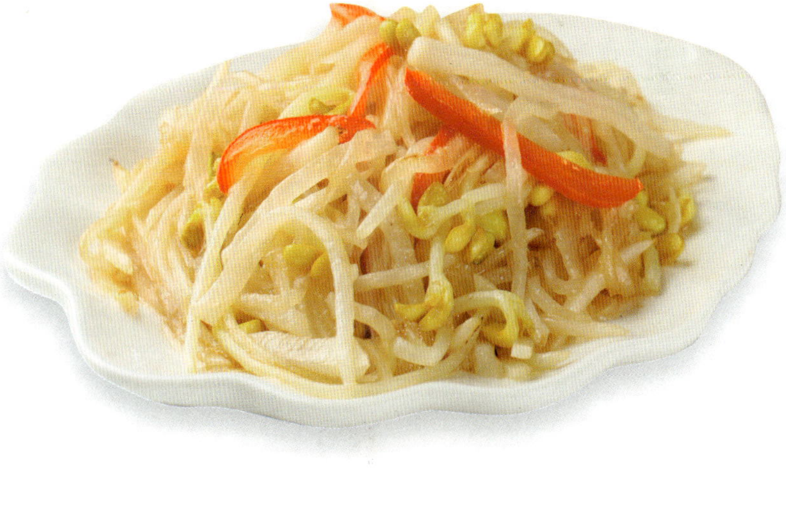

黑 龙 江 出 版 集 团
黑龙江科学技术出版社

图书在版编目（CIP）数据

降压降脂怎么吃 / 柴瑞震主编. --哈尔滨:黑龙江科学技术出版社，2014.7
ISBN 978-7-5388-7920-9

Ⅰ.①降… Ⅱ.①柴… Ⅲ.①高血压－食物疗法②高血脂病－食物疗法 Ⅳ.①R247.1

中国版本图书馆CIP数据核字(2014)第170394号

降压降脂怎么吃

JIANGYA JIANGZHI ZENMECHI

主　　编　柴瑞震
责任编辑　梁祥崇
封面设计　伍　丽
出　　版　黑龙江科学技术出版社
地址：哈尔滨市南岗区建设街41号 邮编：150001
电话：(0451)53642106　传真：(0451)53642143
网址：www.lkcbs.cn　www.lkpub.cn
发　　行　全国新华书店
印　　刷　深圳市彩美印刷有限公司
开　　本　635 mm×1020 mm　1/16
印　　张　8
字　　数　80千字
版　　次　2014年12月第1版　2014年12月第1次印刷
书　　号　ISBN 978-7-5388-7920-9/R·2346
定　　价　19.90元

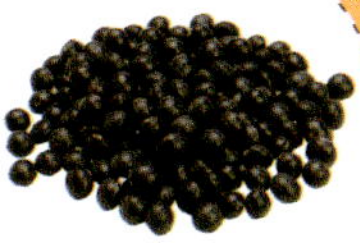
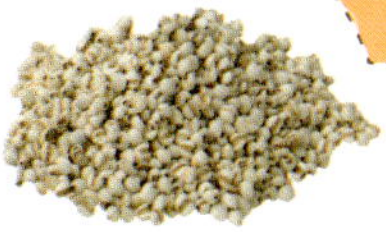
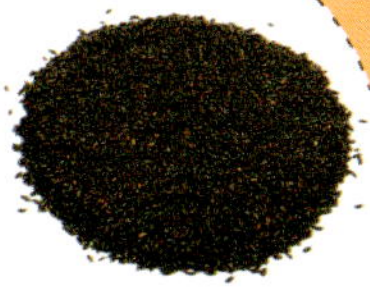

Contents 目录

Part 1 吃对食物降血压

降血压黄金饮食原则……002
降血压各类食物怎么吃……004
降血压的饮食小窍门……006
高血压特殊人群的饮食调养……008

Part 2 降血压就该这样吃

黑米……012
无花果红薯黑米粥……012
黑米红豆粥……013
桑葚黑豆黑米粥……013
薏米……014
薏米鳝鱼汤……014
薏米红枣荷叶粥……015
竹荪薏米排骨汤……015
黑豆……016
黑豆乌鸡汤……016
核桃仁黑豆浆……017
山药黑豆粥……017
芹菜……018
芹菜苹果汁……018
杏鲍菇炒芹菜……019
芹菜拌豆腐干……019
苦瓜……020
梅汁苦瓜……020
苦瓜胡萝卜蛋饼……021
苦瓜炒豆腐干……021
冬瓜……022
果味冬瓜……022
冬瓜绿豆粥……023
麦冬冬瓜排骨汤……023

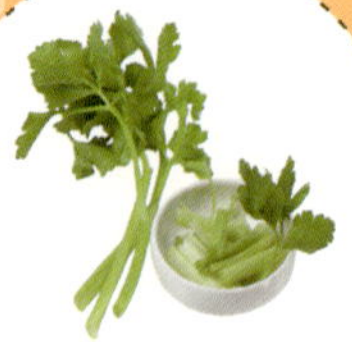
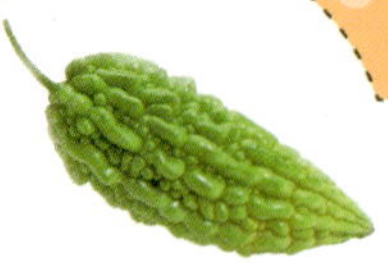
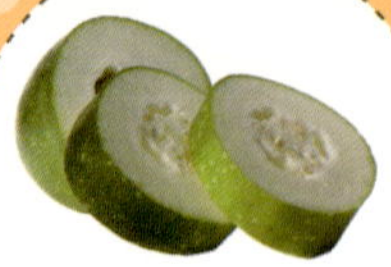

茼蒿……024
茼蒿香菇炒虾……024
紫甘蓝……025
彩椒紫甘蓝拌木耳……025
芦笋……026
彩椒炒芦笋……026
马齿苋……027
马齿苋鸡蛋汤……027
马蹄……028
马蹄木耳煲带鱼……028
丝瓜马蹄炒木耳……029
黄豆马蹄鸭肉汤……029
南瓜……030
南瓜炒虾米……030
牛蒡……031
胡萝卜玉米牛蒡汤……031
白萝卜……032
淡菜萝卜豆腐汤……032
白萝卜丝炒黄豆芽……033
白萝卜炖鹌鹑……033
香菇……034
鲜香菇豆腐脑……034
香菇扒生菜……035
香菇炖竹荪……035
银耳……036
菠菜银耳粥……036
芦荟银耳炖雪梨……037
紫薯百合银耳羹……037
口蘑……038
茄汁马蹄烧口蘑……038
西瓜皮……039
糖醋西瓜翠衣……039
蓝莓……040
蓝莓雪梨汁……040
香蕉……041
百合香蕉饮……041
番石榴……042
番石榴菠萝雪梨沙拉……042
鲫鱼……043
豆腐紫菜鲫鱼汤……043
虾……044
虾菇油菜心……044
猕猴桃炒虾球……045
西芹腰果虾仁……045
蛤蜊……046
葫芦瓜炒蛤蜊……046

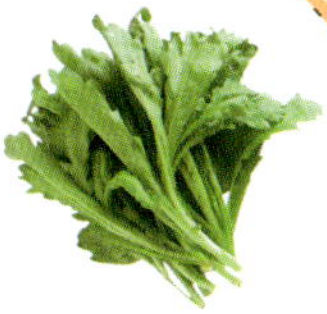
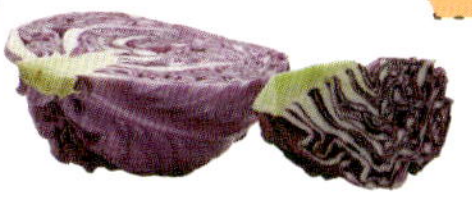
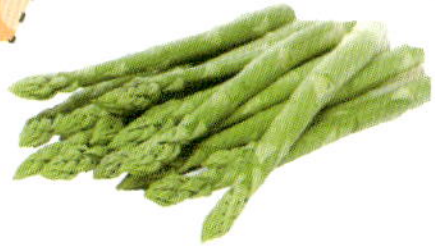

蒜香拌蛤蜊……047
蛤蜊苦瓜汤……047

紫菜……048
紫菜包饭……048
紫菜鱼片粥……049
紫菜莴笋鸡蛋汤……049

鸭肉……050
菠萝炒鸭丁……050
滑炒鸭丝……051
青萝卜陈皮鸭汤……051

牛奶……052
黑豆花生牛奶……052
奶香燕麦粥……053
牛奶鲫鱼汤……053

菊花……054
菊花普洱山楂饮……054
金菊玫瑰花茶……055
枸杞菊花茶……055

荷叶……056
党参荷叶山楂茶……056
荷叶茶……057
荷叶牛肚汤……057

决明子……058
山楂决明子荷叶汤……058
决明子菊花枸杞茶……059
决明子海带汤……059

玉米须……060
玉米须芦笋鸭汤……060

莲子心……061
莲子心冬瓜汤……061

丹参……062
车前子丹参冬瓜皮茶……062

罗布麻……063
罗布麻降压茶……063

夏枯草……064
夏枯草菊花茶……064

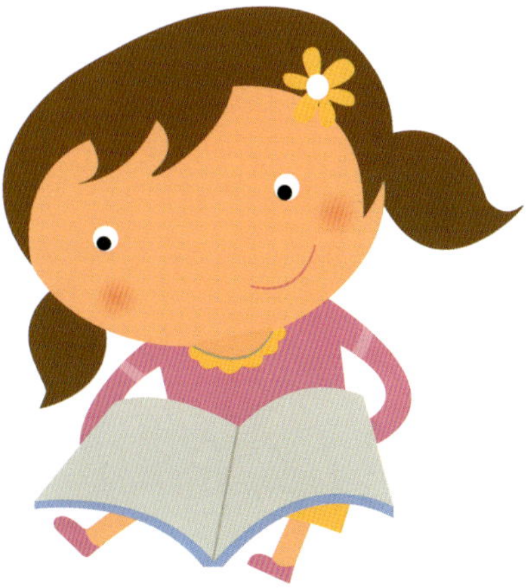

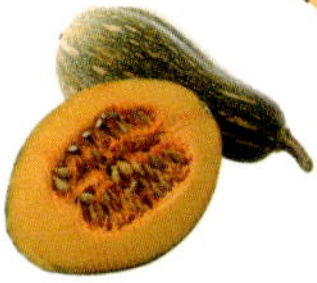
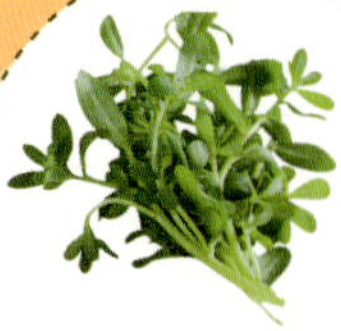
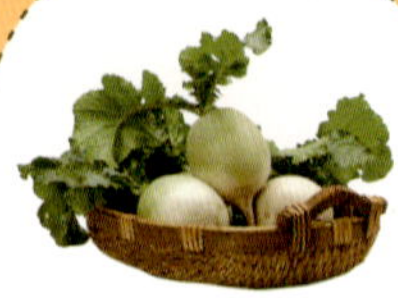

Part 3 吃对食物降血脂

降血脂的黄金饮食原则……066
不同类型高脂血症患者的饮食原则……069
不同人群怎样预防高脂血症……072
高脂血症患者必须牢记的六个饮食禁忌……073
高脂血症患者选择食物应注意……074

Part 4 降血脂就该这样吃

燕麦……076
上海青燕麦粥……076
玉竹燕麦粥……077
奶香水果燕麦粥……077
玉米……078
玉米粒炒杏鲍菇……078
西葫芦玉米饼……079
玉米红薯粥……079
荞麦……080
荞麦凉面……080
绿豆……081
绿豆凉薯小米粥……081
豆腐……082
雪里蕻炖豆腐……082
蘑菇竹笋豆腐……083
三文鱼豆腐汤……083
红薯……084
红豆红薯汤……084

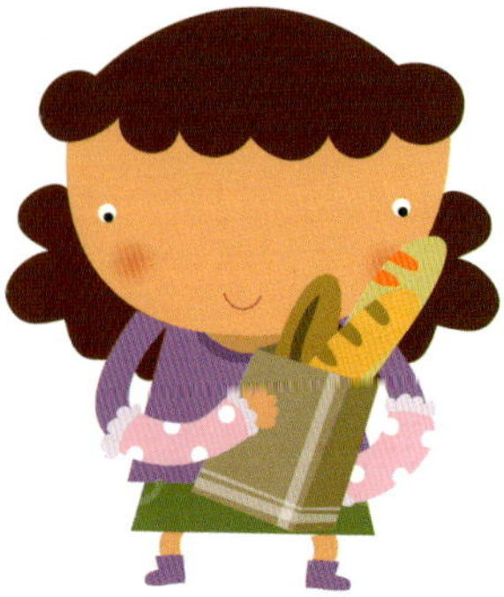

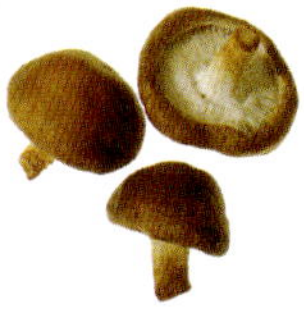
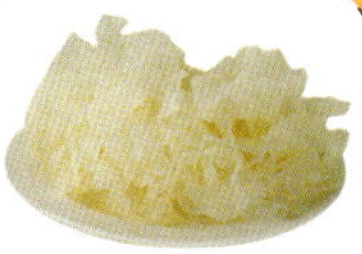
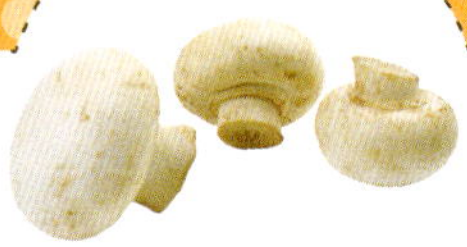

桂花板栗红薯甜汤……085
糙米绿豆红薯粥……085

彩椒……086
彩椒牛肉丝……086
彩椒炒土豆片……087
西红柿炒圆椒……087

西红柿……088
西瓜西红柿汁……088
西红柿肉盏……089
西红柿炒洋葱……089

西蓝花……090
西蓝花炒什蔬……090
虾仁西蓝花……091
猕猴桃西蓝花青苹果汁……091

莴笋……092
蚝油莴笋杏鲍菇……092
茄汁莴笋……093
莴笋烧板栗……093

洋葱……094
红酒焖洋葱……094
芝麻洋葱拌菠菜……095
洋葱炒豆腐皮……095

竹笋……096
竹笋炒鸡丝……096
冬笋炒枸杞叶……097
菌菇冬笋鹅肉汤……097

黑木耳……098
木耳炒鱼片……098
胡萝卜炒木耳……099
木耳拌豆角……099

猴头菇……100
红烧猴头菇……100
猴头菇鲜虾烧豆腐……101
猴头菇山楂瘦肉汤……101

山楂……102
山楂黑豆甘草汤……102
山楂灵芝香菇汤……103

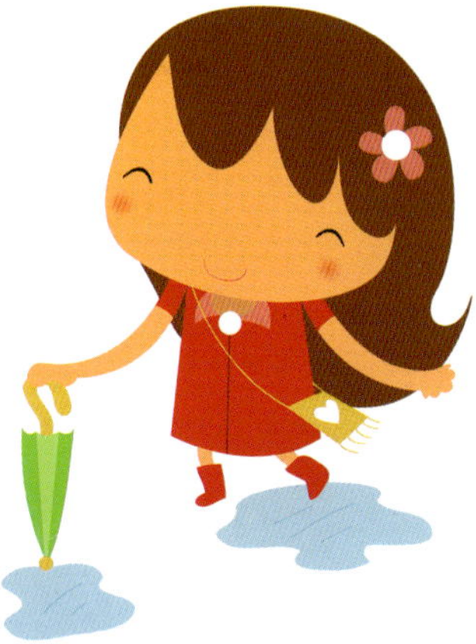

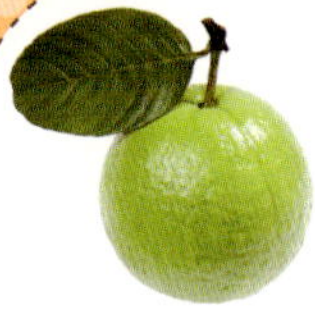
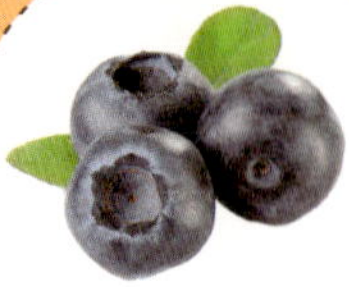
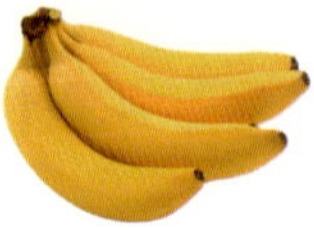

玉米须山楂茶......103

葡萄......104

芹菜杨桃葡萄汁......104

猕猴桃......105

芦荟猕猴桃汁......105

草鱼......106

菠萝炒鱼片......106

鲈鱼......107

清蒸开屏鲈鱼......107

三文鱼......108

蔬菜三文鱼粥......108

海带......109

桑叶海带炖黑豆......109

牛肉......110

韭菜炒牛肉......110

杨桃炒牛肉......111

罐焖牛肉......111

兔肉......112

兔肉萝卜煲......112

鸡胸肉......113

香菜炒鸡丝......113

鸡蛋清......114

芙蓉南瓜汤......114

酸奶......115

栗子腰果酸奶......115

蒜......116

蒜香蒸南瓜......116

橄榄油......117

橄榄油蒜香蟹味菇......117

大黄......118

大黄绿茶......118

绞股蓝......119

绞股蓝枸杞茶......119

灵芝......120

决明子灵芝降脂茶......120

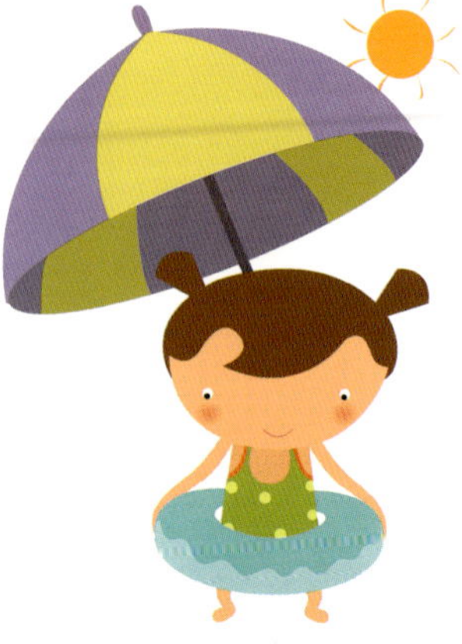

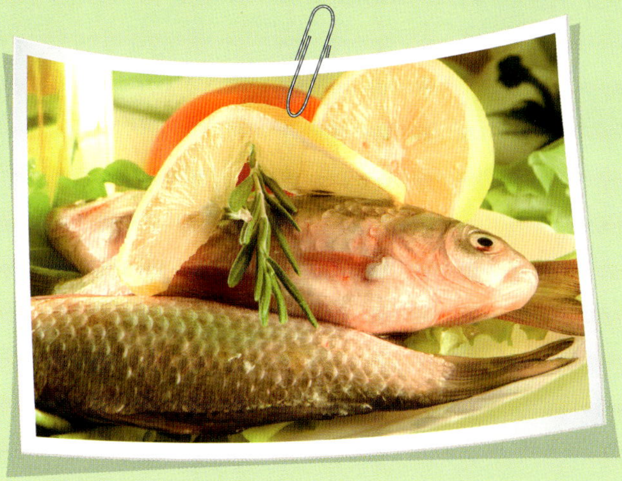

Part 1
吃对食物降血压

众所周知，膳食营养对人体健康至关重要，不良的饮食习惯会引起肥胖、高血压、高血脂、糖尿病等病症，而良好的饮食习惯则可防病治病。高血压与饮食因素有直接而密切的关系，科学的饮食方式和饮食方法有利于控制血压水平，稳定情绪。

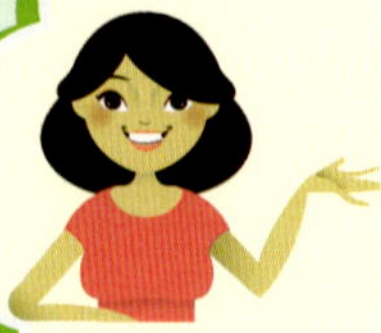

降血压黄金饮食原则

高血压是全世界最常见的心血管疾病之一，不但发病率高，而且可引起严重的心、脑、肾并发症，致残率和病死率极高。但高血压是可以预防的，如果在饮食上做些适当的改变，则可有效地避免高血压的发生并可降血压。

●减少食盐量

食盐摄入量与高血压的发病率呈正比，故高血压患者饮食宜清淡。对于早期或轻型高血压患者，单纯限制食盐摄入就有可能使血压恢复正常。对于中、高度高血压患者来说，限制食盐摄入量，可提高药物疗效，还可使用药剂量减少。有轻度高血压或有高血压家族史的人，食盐摄入量要控制在每日5克以下，较严重的患者，每日用盐量以1~2克为宜。

●合理摄入蛋白质

蛋白质占人体体重的15%~20%，可增强免疫力，抵抗细菌和感染，调节人体内的水平衡，维持体液，帮助伤口愈合。合理摄入蛋白质可以降低高血压的发病率，一般高血压患者每日每千克体重应摄入蛋白质1克，但是病情控制不好或消瘦者，可将每日每千克体重应摄入的蛋白质增至1.2~1.5克；每周吃两三次鱼类蛋白质，可改善血管弹性和通透性，增加尿钠排出，从而降低血压。

●增加含钾食物的摄入

过多的钠会造成水分滞留，进而产生水肿、血液量上升、血压升高等症状，钾有助于钠的代谢与排出，因此具有调节血压的功能。钾的主要食物来源为：胚芽米、糙米、杨桃、香蕉、柑橘、番石榴、榴莲、柚子、桂圆、奇异果、南瓜、茼蒿、菠菜、空心菜、龙须菜、包菜、韭菜、胡萝卜、香菇、金针菇、黄豆、杏仁、咖啡、茶。建议成人每日摄入钾2000毫克(4～5根香蕉)。

●保证钙的充足

钙含量充足时，可增加尿钠排泄，有利于降低血压。血液中的钙有降低血脂、防止血栓的功能，同时可以强化、扩张动脉血管，达到降压的作用。钙的主要食物来源为：芹菜、花椰菜、甘蓝菜、紫菜、黄豆、豆腐、牛奶、小鱼干、虾米。建议成人每日摄入钙800毫克(约800毫升牛奶)。

●适当多食新鲜蔬菜、水果

蔬果中含有大量的维生素及微量元素。维生素C有助于排出体内多余胆固醇，有效预防动脉硬化的发生；维生素E是人体重要的抗氧化剂，可保护细胞膜及多元不饱和脂肪酸不被氧化，还可保护红细胞，预防血液凝结及强化血管壁，尤其适合并发有冠心病及脑供血不足的高血压患者。

●控制脂肪的摄入量

脂肪约占人体体重的13.8%，具有保证人体能量吸收的作用。饱和脂肪酸和胆固醇与血压呈正相关。脂肪的摄入量与动脉粥样硬化的发生、发展有密切关系。高血压患者必须控制脂肪摄入量，尤其是伴有肥胖症的高血压患者更应严格限制脂肪摄入量，每日摄入总量不得超过40克。

●限制饮酒

长期饮酒过量（每日摄入超过30克）可增加患高血压和脑卒中的危险。在天气寒冷的季节，由于人体血管收缩，血压升高，血液黏稠度增加。过量喝酒会导致血压升高，如果本身就有高血压则血压升高更为明显，加上高血压患者本身血管弹性小、顺应性差，容易发生出血性脑卒中。

●科学饮水

目前认为，动脉硬化的发生与食盐中的钠离子在血管壁上的沉积有关，每天早晨喝一杯温水，不仅可以补充一夜的水分损失，还可以预防血栓的形成，预防便秘，把前一天晚餐吃进体内的氯化钠很快排出体外。平时饮水多、爱喝茶的人，高血压、动脉硬化等病的发病率就低；反之无喝水习惯的人，血液黏稠度高，到了老年，高血压、动脉硬化等疾病的发病率就会相对增高。

●饮食有节

高血压患者必须合理调节饮食，改善饮食结构，才可降低危险因素水平，进而使血压水平下降，高血压患者应做到一日三餐饮食定时定量，不可过饥过饱，不暴饮暴食。

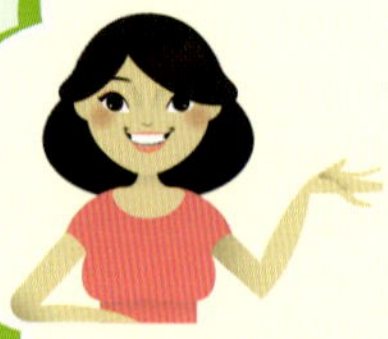

降血压各类食物怎么吃

诱发高血压的因素有很多，饮食不当便是其一。合理的饮食结构，科学的生活方式，可以预防高血压并有效降血压。下面就来分类介绍这些食材，哪些能吃、哪些不能吃，才有利于高血压患者达到降血压的目的。

●粮豆类怎么吃

粮豆类分为谷物类和豆类两大类，谷物类主要富含糖类，提供热量；豆类营养丰富，能为高血压患者提供充足的营养。粮豆类作为每次必吃的主食，有的能帮助降血压，有的却使血压升高，加重病情。

对降血压有积极作用的谷物类有：大米、小米、黑米、薏米、玉米、燕麦等；可以起到降血压作用的豆类有：黄豆、黑豆、赤小豆等。而会使血压升高的粮豆类及其制品有：饼干、方便面、油条、油饼、面包、糕点、月饼、元宵等食品。

●蔬菜水果类怎么吃

蔬菜水果类分为蔬菜和水果两大类，众所周知，蔬菜水果类主要提供丰富的膳食纤维、维生素和矿物质，多吃蔬菜水果，能补充多种营养，但是对于高血压患者来说却并不是什么蔬菜水果都能吃，如果误食了一些不宜吃的蔬菜水果，不但起不到营养保健作用，反而会使症状恶化。

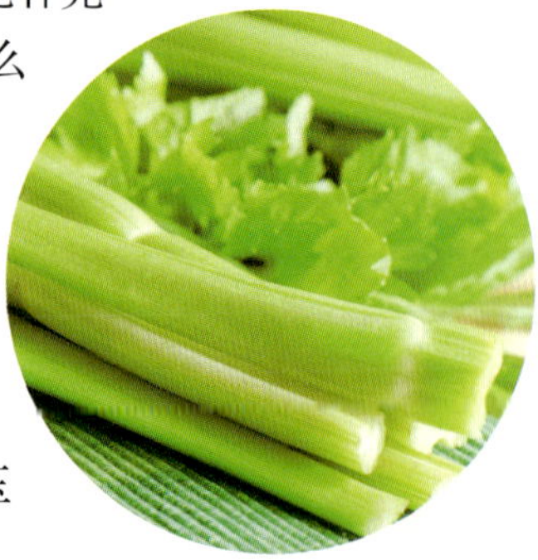

对降血压有积极作用的蔬果有：芹菜、苦瓜、冬瓜、茼蒿、紫甘蓝、芦笋、马蹄、南瓜、牛蒡、白萝卜、蓝莓、香蕉、番石榴等；对降血压不利的有：腌芥菜头、酸白菜、香椿、辣椒等。

●水产菌藻类怎么吃

水产菌藻类分为水产品鱼类和菌藻类两大类，水产鱼类富含丰富的优质蛋白质，所含脂肪低，且大多为不饱和脂肪酸，故有利于降血压。鱼、蟹等水产品是我们经常食用的食物，并无多少禁忌，但是对于高血压患者来说，稍有不慎就可能对身体造成很大的损害。

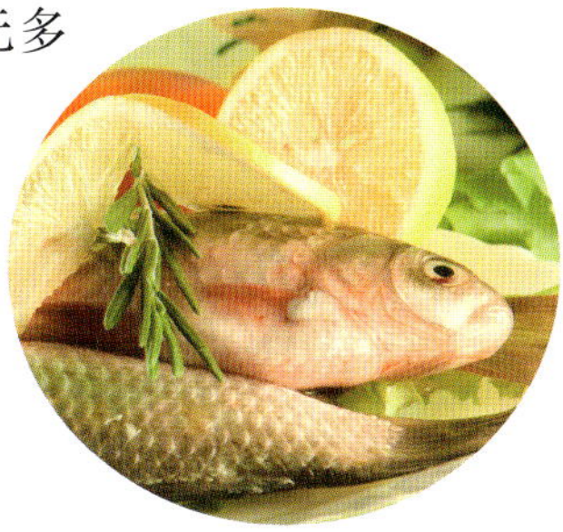

可以起到降血压作用的水产菌藻类有：鲫鱼、虾、蛤蜊、甲鱼、淡菜、紫菜、口蘑、香菇、银耳等食物；而会使血压升高的水产菌藻类有：鱼子、鲍鱼、鱿鱼、河蟹等食物。

●肉禽蛋乳类食物怎么吃

肉禽蛋乳类食物分为：畜肉、禽肉、蛋类、乳类四大类，肉禽蛋乳类食物均含有丰富的蛋白质和钙。畜肉和蛋类中大多含有高胆固醇、脂肪等能使血压升高的物质，所以很多高血压患者会产生一个误区，以为任何肉都不能吃，事实上，很多肉不但可以吃，而且并不会加重病情，比如兔肉、鸭肉、乌鸡等。

可以起到降血压作用的肉禽蛋乳类食物有：鸭肉、兔肉、乌鸡、牛奶、鸡蛋等。而肥猪肉、猪蹄、猪肝、猪大肠、猪腰、猪脑、猪肚、牛髓、牛肝、羊肝、羊髓、鸡肝、鸡爪、烤鸭、鸭蛋、鹅蛋等均是高脂肪、高热量、高胆固醇食物，高血压患者要尽量少吃或不吃。腊肉、腊肠、香肠、午餐肉、熏肉、火腿、咸鸭蛋、松花蛋等在制作过程中加入了很多盐腌渍，钠含量极高，还可能产生致癌的亚硝酸盐，大量摄入可引起血压升高，对高血压患者控制病情极为不利。

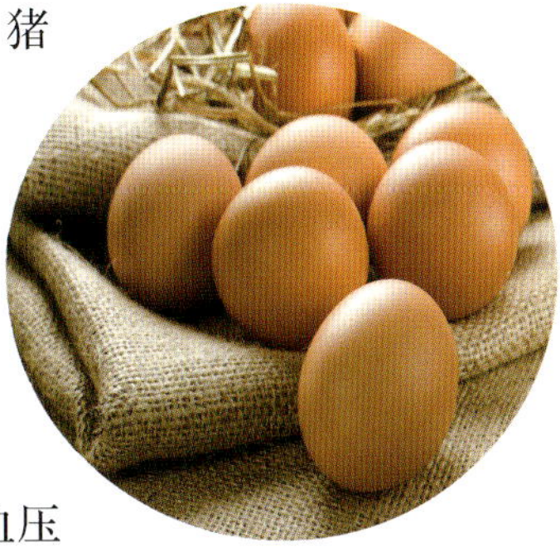

●中药材类怎么吃

中药传承千年，中医对如何平衡血压也有所研究，并发现了一些中药中含有很多天然的物质，对控制血压有所裨益。

可以起到降血压作用的中药材有：玉米须、菊花、莲子、决明子、荷叶、丹参、黄芪、罗布麻、夏枯草、莱菔子等。

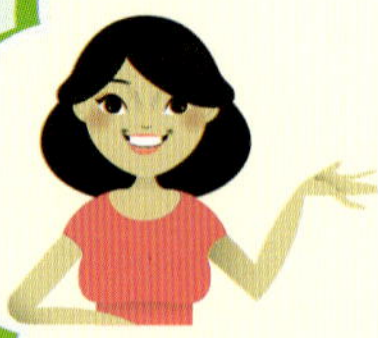

降血压的饮食小窍门

饮食控制是防治高血压的基础，合理有效的饮食控制能改善高血压患者的临床症状。学会一些降血压的饮食小窍门，注意一些饮食细节，能帮助高血压患者科学、合理的减轻高血压症状，甚至达到降血压的目的。

●正确食用植物油

高血压患者宜吃植物油，不宜吃动物油和奶油，这主要是从预防高血脂及动脉硬化的角度来考虑的。菜籽油虽然也是植物油，但它富含一种叫作芥酸的长链脂肪酸，如果长期食用富含芥酸的菜籽油，身体就会因芥酸蓄积过多而更易产生血管壁增厚和心肌脂肪沉积等症状。

世界卫生组织建议，食用菜籽油中的芥酸含量不得超过5%，而未经处理的菜籽油芥酸含量可高达40%。故老年人尤其是高血压、冠心病、冠脉供血不足或兼有心绞痛者，不宜食用菜籽油。要注意，除了菜籽油，高血压患者对于其他的植物油（葵花籽油、橄榄油、大豆油、花生油等）的摄入量也不宜过多，一般每日不超过25克。

●警惕含“隐形钠”的食物

限制食盐的摄入是降血压的不二法则，尽管我们在烹饪的时候都会注意控制用盐量，但常常忽视了一些含“隐形钠”的食物。

①含“隐形钠”较高的常见食物有皮蛋、板鸭、鲱鱼、红肠、火腿、豆腐脑、豆干、蜜饯、橄榄、烤花生、灌装番茄汁、罐装玉米，及罐装泡菜等食物。

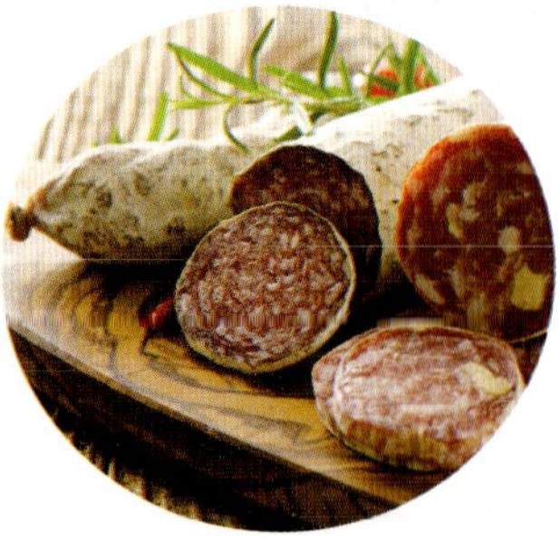

鲜玉米可能不含钠，但等量的罐装玉米却含有约500毫克的钠。包菜做成泡菜之后，其中的钠就可从十几毫克变成上千毫克。

②用盐腌制的腌黄瓜、酸菜、咸蛋、咸鱼等食物也含有较多的钠。

③食用的主食也有“隐形钠”的危害。高血压患者忌用发酵法制作的面食做主食，因为发酵面食里都放碱，食用碱的主要成分是碳酸氢钠或碳酸钠，容易增加机体对钠盐的摄入。高血压患者不宜常食发面食品，需要严格忌盐的患者，最好以米为主食，或者吃不发面的面食。

④一般常用的酱油每10毫升（1汤匙）就含有700~800毫克钠，高血压患者最好选择低钠或少钠的酱油。

●烹调方法有诀窍

想要达到降血压的目的，在烹饪食物时，除了要遵循少盐、少油基本原则外，还应尽量设法保存食物中的营养素。一般来说，炸、烤、熏、煎等烹调方式虽然能使食物在口味上显得更为香、脆、嫩一些，但是不太适宜高血压患者。因为这些烹调方式会严重破坏食物的营养素，甚至还会产生致癌物。建议采用煮、蒸、凉拌、炖、熬等方式烹调食物，能更好地保存营养。

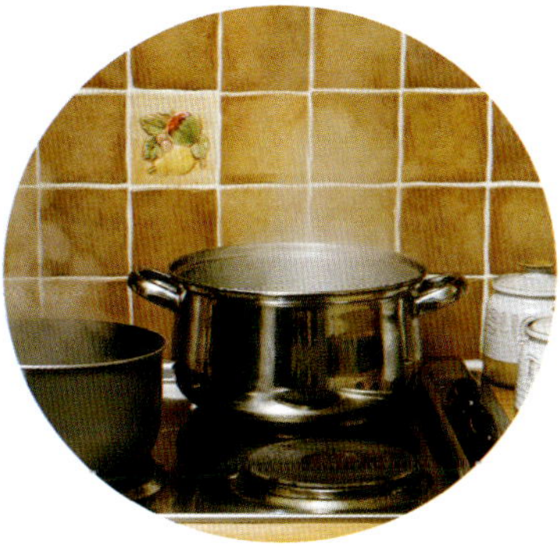

比如，煮食物对糖类及蛋白质能起到部分水解作用，对脂肪的影响不大，但会使水溶性维生素如维生素B_1，维生素C，以及矿物质如磷、钙等溶于水中；蒸对营养成分的影响和煮相似，但矿物质不会因蒸而受到损失；凉拌能更好地保留营养素；而熬制的食物更烂软，适合老年人、身体柔弱的人食用。

●合理补充水分

高血压患者体内水分不足时，血压循环容易受阻，诱发心脑血管疾病的概率会上升，所以要养成在口渴之前就补充水分的习惯。因为口渴的时候血液黏度已经升高了，如果血压并没有上升，容易形成血栓。

高血压患者摄入足够的水分可稀释血液、增加血容量、降低血液黏稠度、预防脑血栓及动脉硬化。对高血压患者来说，早晨是比较危险的时间段，因为早晨血压一般较高，如果这时候水分补充不足的话，会增加心脑血管疾病的发病风险。应该养成在早晨起床后马上喝一杯水的习惯，这样就能减少心血管病的发病概率。高血压患者应该少量多次饮水，每次不超过200毫升为宜。

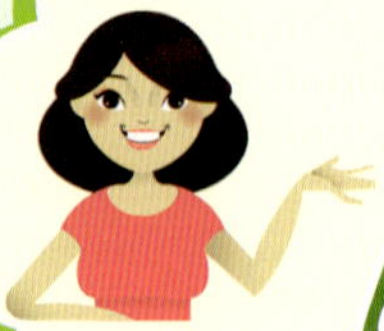

高血压特殊人群的饮食调养

高血压特殊人群包括：老年高血压患者、妊娠高血压患者、儿童高血压患者。因其所处的生理阶段不同，故饮食不但要适合自身生理需要，还要起到降压的目的。因此要合理安排这些特殊人群的膳食结构。

●老年高血压患者的饮食调养

随着人均寿命的延长，老年人日益增多，老年高血压患者也相继增多。高血压是老年常见疾病之一，高血压是导致冠心病和脑血管病的主要危险因素，因此，老年高血压患者的饮食调养至关重要。

（1）饮食原则

①控制热量摄入，保持理想体重。

②限盐，有轻度高血压或有高血压家族史的人，其食盐摄入量最好控制在每日5克以下；血压较高或有心力衰竭者摄盐量更应严格控制，每日用盐量以1~2克为宜。用盐腌制的食物，如：酱菜、腐乳、咸鱼、腊肉、腊肠等不宜吃。

③控制脂肪的摄入量，动物性脂肪含饱和脂肪酸高，可升高胆固醇，易引发血栓形成，使高血压患者脑卒中的发病率增加；而植物性油脂含不饱和脂肪酸较高，能延长血小板凝聚时间，降低胆固醇，还能抑制血栓形成、降低血压，故食用油应选食植物油。

老年高血压患者想要控制脂肪摄入量，烹调食物时尽量选择植物油，少用动物油。忌吃过饱，不利于消化；忌吃辛辣、刺激、油腻的食物及高胆固醇食物，如肥肉、各种动物性油、动物内脏、鱼子等。应多吃水果和蔬菜，尤其是深色蔬菜，其中含丰富的钾盐，可阻止血压升高，有利于对血压的控制；适当食用海带、紫菜、海产鱼类等。

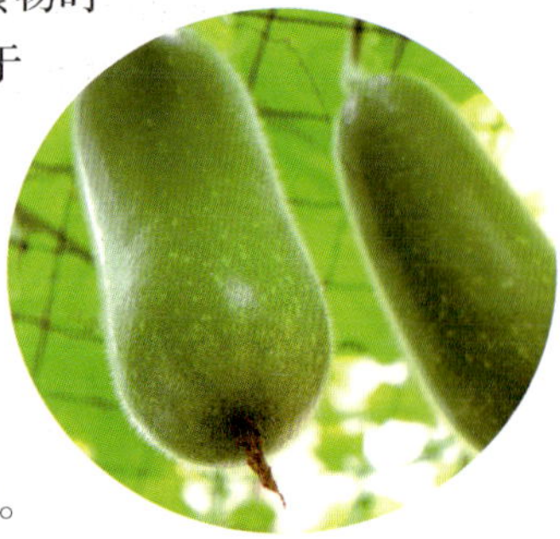

④多吃些富含维生素C的食物，如蔬菜、水果。

新的研究发现，在老年高血压患者的血液中维生素C含量最高者，其血压最低，据专家分析认定，维生素C具有保护动脉血管内皮细胞免遭体内有害物质损害的作用。

⑤保证膳食中钙的摄入，据研究报告，每日膳食，钙摄入800~1000毫克，可防止血压升高，故老年人高血压患者每天钙的摄入总量可以达到2000毫克。

（2）食物选择

可以多吃一些蔬菜、水果，尤其是深色蔬菜，适当增加海产类食品的摄入，如虾、蛤蜊、海产鱼类、紫菜以及海带等；而那些油炸食品、糖果、点心、甜饮料等高热量食物，酱菜、腐乳、咸鱼等盐腌食品，肥肉及各种动物性油脂，动物内脏、鱼子等高胆固醇食物尽量不吃。

●妊娠高血压患者的饮食调养

妊娠高血压患者是一个特殊群体，其饮食调养应更加注意，因为其关系到母亲和胎儿的健康。其膳食调理主要是围绕着有利于消肿、降压、增加蛋白和通便等原则来展开。

（1）饮食原则

①控制能量和体重。孕期能量摄入过高容易导致肥胖，而肥胖是妊娠高血压的一个重要危险因素，所以孕期要适当控制食物的量。孕妇不是“能吃就好”的无节制进食，应以孕期正常体重增加为标准调整进食量。

②减少饱和脂肪的摄入量，即少吃动物性脂肪，而以植物油代之，每天烹饪用油大约为20克。

③防止蛋白质摄入不足，应及时补充从尿液中流失的蛋白质，每天每千克体重摄入1.2～1.5克蛋白质，多吃鱼类、禽类和大豆类食物可改善妊娠期血压，但肾功能异常的孕妇必须控制蛋白质摄入量，避免增加肾脏负担。

④保证钙的摄入量。孕妇要保证每天喝牛奶，是补钙的良好食物，且多吃大豆及豆制品以及海产品。大豆及豆制品既是优质蛋白，也是富含的食物，每天均应食用。

⑤限制食用会刺激肾脏、增加肾脏负担的食物。孕妇不宜饮用含有酒精的各种饮料，菜肴中也不要用含酒精的调味品；不宜食用辛辣的调味品，以及含挥发油、辣素、草酸多的各种蔬菜，如菠菜、韭菜、芹菜、大蒜、蒜苗、香椿芽、洋葱等；过浓的鸡汤、肉汤、鱼汤，经代谢后可产生过多的尿酸，加重肾脏的负担，因此也不宜吃。

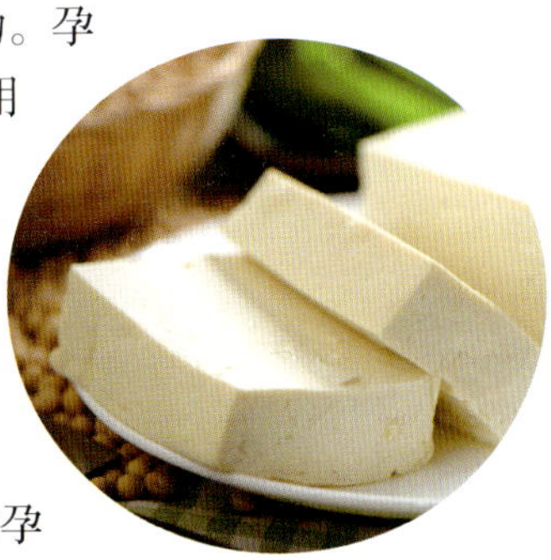

⑥限制食盐的摄入。如果盐摄入过多，会使孕

妇血压升高，所以一定要控制盐的摄入量，酱油也不能摄入过多，也不宜食用腌肉、腌菜、腌蛋、火腿等含钠较多的食品，容易升高血压。

⑦避免食用高胆固醇食物。如果患者在怀孕前就有高血压史，为防止出现血脂异常，还应避免食用高胆固醇食物，如鱼子、鱿鱼、猪脑、肥肉和动物内脏等。

⑧常吃些富含维生素C的蔬菜和水果以及富含膳食纤维的食物，以促进肠道蠕动，预防便秘。

（2）食物选择

可以多食用奶类及其制品、瘦肉、鱼虾、番茄、冬瓜、黄瓜、茄子、茭白、玉米、红小豆、绿豆、橘子、鲜枣、西瓜、蜂蜜等；而咸菜、酱菜、咸肉、腊肠、大蒜、酒、含酒精饮料、花椒、大料、芥末、鱼子、鱿鱼、动物内脏、肥肉等不宜食用或尽量少食用为宜。

●儿童高血压的饮食调养

预防高血压应从儿童期做起，预防的目的是减少高血压发病率，降低血压以减少或避免脏器受累，提高生活质量。预防应采用综合措施，对血压偏高的儿童，有高血压家族史者及肥胖儿应作为重点预防对象，定期测量血压。

（1）饮食原则

①适量控制热能，降低脂肪和胆固醇的摄入，控制体重。

②多进食高纤维食物，适量进食高蛋白质、低钠、低脂、低胆固醇食物，必须保证有足够的蛋白质供给，尤其是优质蛋白质。

③儿童高血压患者在治疗时，如果需要服用单胺氧化酶的抑制剂，用药期间就要避免食用高酪胺食物，如扁豆、蘑菇、干酪、葡萄干、香蕉等。

④限制钠盐的摄入量，采用低盐饮食，每天食盐量限制在2.0~2.5克。

⑤增加钙和镁的摄入量，钙的摄入量每天应为800~1500毫克，

⑦多吃含钾高的食物，钾的摄入与钠保持在1.5∶1.0的比例。

（2）食物选择

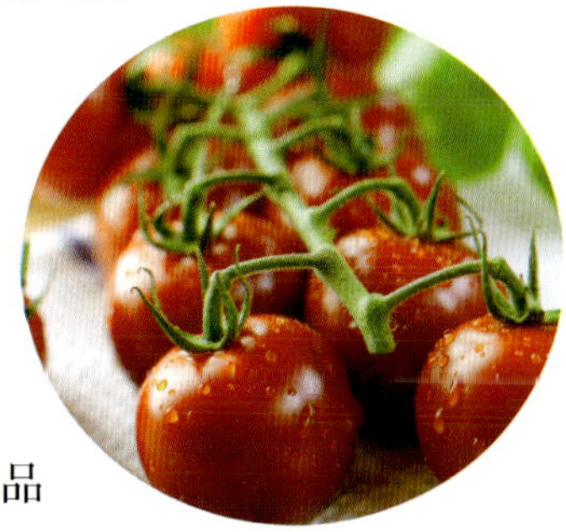

应该多吃芹菜、番茄、胡萝卜、荸荠、黄瓜、芦笋、海带、木耳、香蕉、绿豆、香菇、洋葱、海带、紫菜、海鱼、山楂、鸡蛋、瘦肉、大豆及其制品、奶类及其制品；而汉堡、薯条、炸鸡腿等西式快餐，薯片、膨化食品等高热量小食品应忌食。

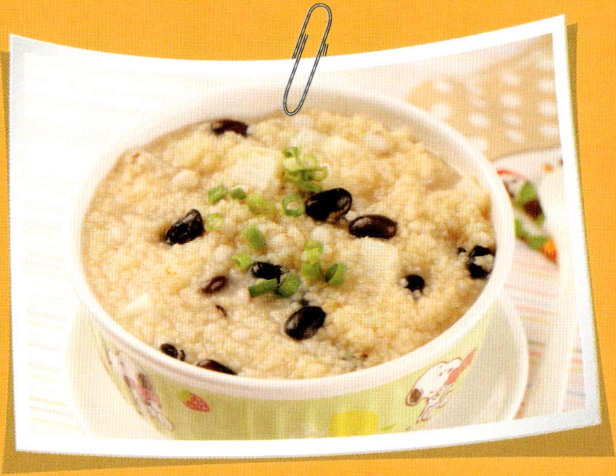

Part 2
降血压就该这样吃

本章挑选了34种对高血压患者有益的食物和中药材，介绍了每种食物的功效、热量和对降血压的益处，并提供了适于高血压患者的菜例作为参考。为了方便高血压患者计算能量摄入，每种菜例后都标注了总热量及营养素的含量供读者参考（根据具体材料的选择和烹调过程，其数值可能有波动）。通过扫描二维码，还能让读者直观地看到烹调方法。让你一看就懂、一学就会，轻松学会选择适合自己的食物，为健康保驾护航。

黑米

促进钠的排泄、降血压

热量：1393千焦/100克
性味：性平、味甘
归经：归脾、胃经

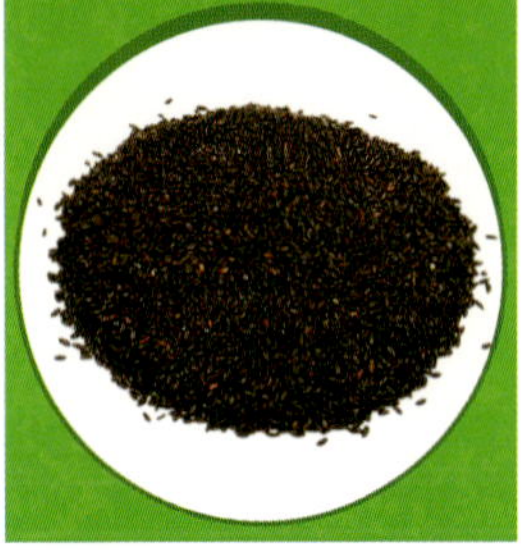

降压原理

黑米中的钾元素可抑制钠从肾小管的吸收，促进钠从尿液中排泄，同时钾还可以对抗钠升高对血管的不利影响，对血管的损伤有防护作用。

黑米中的黄铜类化合物能维持血管正常渗透压，加强血管的韧性，减轻血管脆性，防止血管破裂而出血；还具有抗菌，抑制癌细胞，改善心肌营养，降低心肌耗氧量等功效；可促进糖类代谢，有效维持血糖平衡，预防和控制高血压并发糖尿病。

食用建议

黑米有开胃益中、健脾活血、明目的功效。对于有头昏、眩晕、贫血、白发、眼疾、咳嗽等症状的患者及产妇可经常食。火盛燥热者要尽量少食用黑米，脾胃虚弱的小儿或老年人不宜食用。

无花果红薯黑米粥

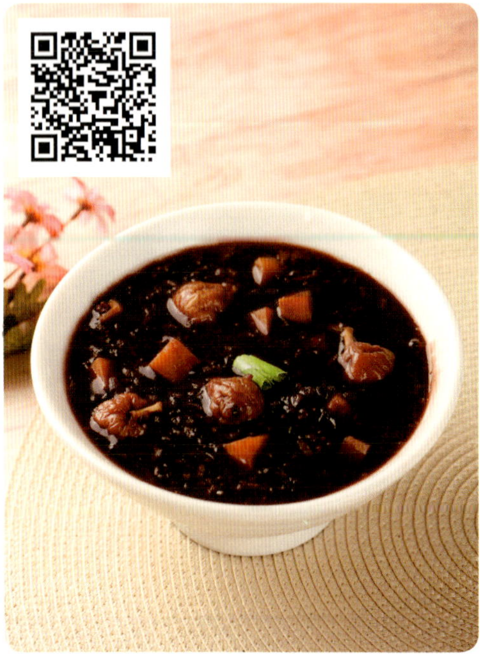

材料 红薯300克，水发大米100克，水发黑米70克，无花果35克

做法

①将红薯切小丁块。

②砂锅中注清水烧热，放入无花果、大米、黑米，使米粒散开，煮沸后用小火煮约30分钟，至米粒变软。倒入红薯丁，用小火续煮约10分钟，至食材熟透，再煮片刻。

③关火后盛出黑米粥，装入汤碗中即成。

能量计算 热量：3014千焦，糖类：182.1克，蛋白质：16.5克，脂肪：2.6克。

黑米红豆粥

|材料| 水发黑米120克，水发大米150克，水发红豆50克

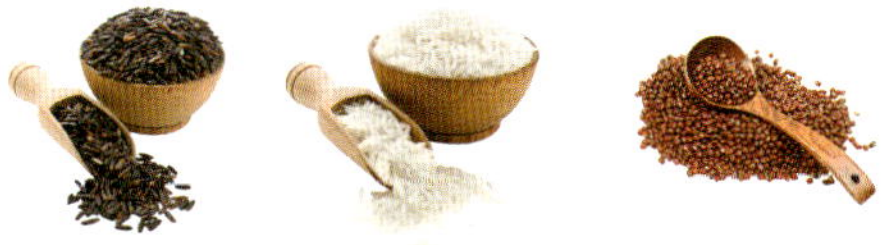

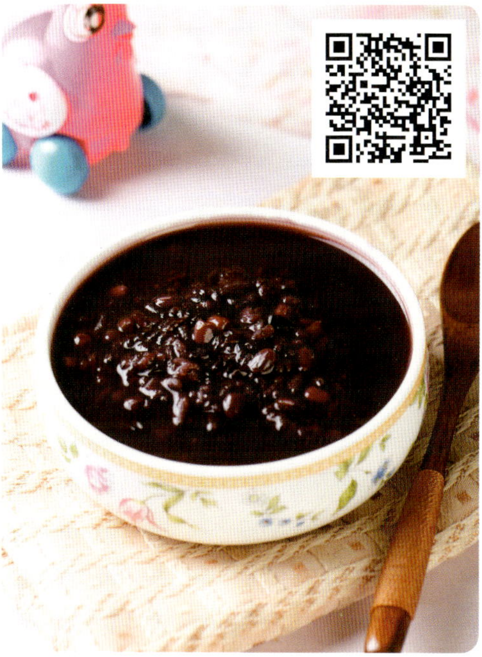

|做法|

①砂锅中注清水烧开，倒入红豆、黑米、大米，拌匀。烧开后用小火煮约40分钟至食材熟透，搅拌片刻。

②关火后盛出煮好的粥，装入碗中即成。

能量计算 热量：3165千焦，糖类：216.8克，蛋白质：27.3克，脂肪：3.3克。

桑葚黑豆黑米粥

|材料| 桑葚15克，水发黑豆20克，水发黑米50克，水发大米50克

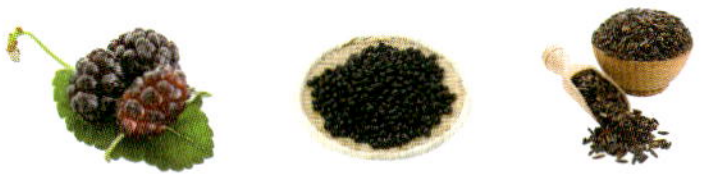

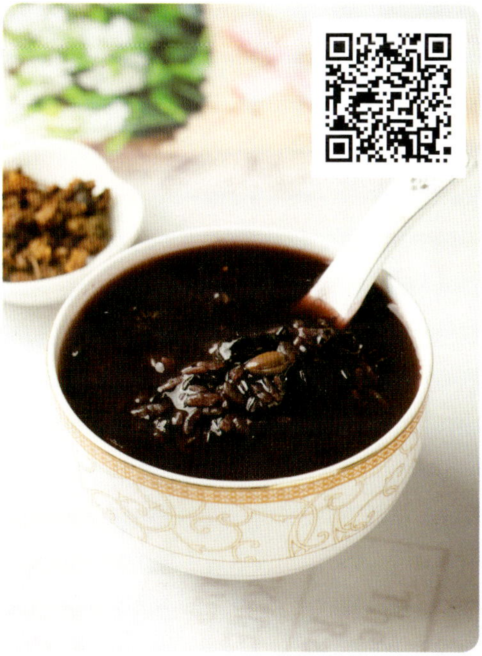

|调料|冰糖10克

|做法|

①锅中注入清水烧开，倒入桑葚，小火煮15分钟至其析出有效成分，捞出桑葚。

②倒入黑豆、黑米、大米，拌匀。小火煮40分钟至食材熟透。

③放入适量冰糖。搅拌匀，煮至冰糖溶化，装入碗中即成。

能量计算 热量：1200千焦，糖类：54.8克，蛋白质：14.4克，脂肪：1.32克。

薏米

扩张血管、降低血压

- 热量：1494千焦/100克
- 性味：性凉、味甘
- 归经：归脾、胃经

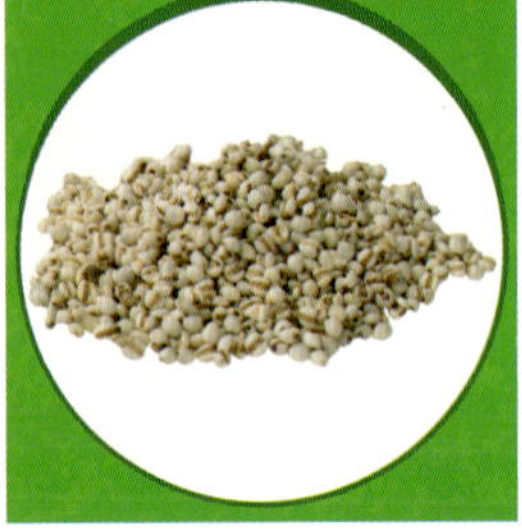

降压原理

大量的科学研究和临床实践证明，薏米具有重要的保健作用。薏米能够扩张血管，有助降低血压。薏米还有增强免疫力和抗炎作用，薏米油对细胞免疫、体液免疫有促进作用，因此也将其用于肿瘤的辅助治疗。健康人常吃薏米，可减少肿瘤发病概率。

薏米可以起到减轻胃肠负担的作用，可作为病中或病后体弱患者的滋补食品，对慢性肠炎、消化不良等症有较好效果。薏米含有丰富膳食纤维，可帮助糖类代谢，有助于降低血糖，适合高血压并发糖尿病患者食用。

食用建议

薏米利水渗湿、抗癌、解热、镇痛、健脾止泻、除痹。对于泄泻、湿痹、水肿、肠痈、肺痈、淋浊、慢性肠炎、阑尾炎、风湿性关节痛、尿路感染、白带过多、癌症患者可常食。便秘及尿多患者不宜食用。

薏米鳝鱼汤

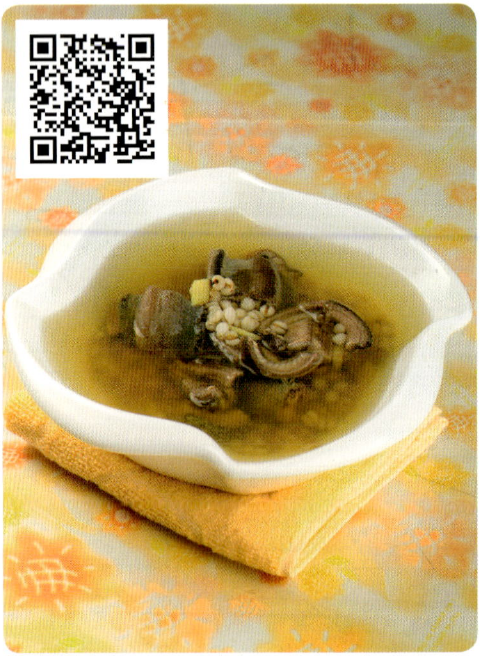

材料 鳝鱼120克，水发薏米65克，姜片少许

调料 盐3克，鸡粉3克，料酒3毫升

做法

①将处理干净的鳝鱼切成小块，加盐、鸡粉、料酒抓匀，腌渍10分钟。

②汤锅中注入清水烧开，放薏米搅匀，加盖烧开后用小火煮20分钟。放入鳝鱼搅匀，再加入少许姜片。加盖用小火续煮15分钟，至食材熟烂。

③放盐、鸡粉拌匀，盛出装碗即成。

能量计算 热量：1419千焦；糖类：47.7克；蛋白质：29.9克；脂肪：3.8克。

薏米红枣荷叶粥

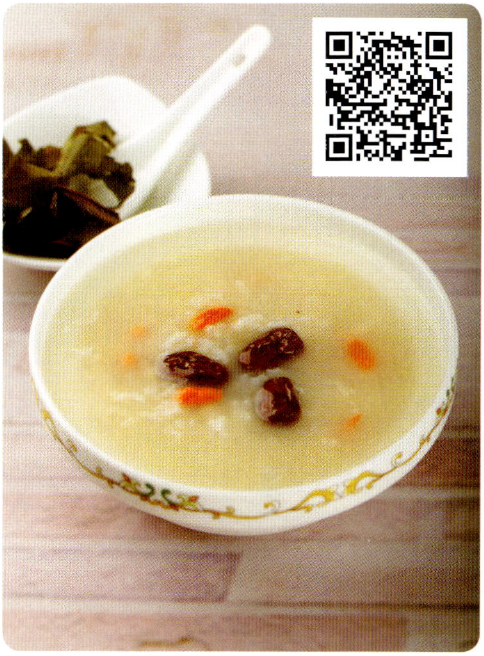

|材料| 水发大米130克，水发薏米80克，红枣20克，枸杞10克，干荷叶8克

|调料| 冰糖20克

|做法|

①砂锅注水烧开，放入洗净的干荷叶煮15分钟，捞出荷叶，去除杂质。

②倒入洗净的大米、薏米、红枣、枸杞拌匀，用大火煮沸后转小火续煮至食材熟透。取下盖，放入适量冰糖，快速搅拌匀。

③转中火再煮至糖分完全溶化，关火后盛出煮好的荷叶粥，装入碗中即成。

能量计算 热量：3468千焦，糖类：178.1克，蛋白质：21.8克，脂肪：3.93克。

竹荪薏米排骨汤

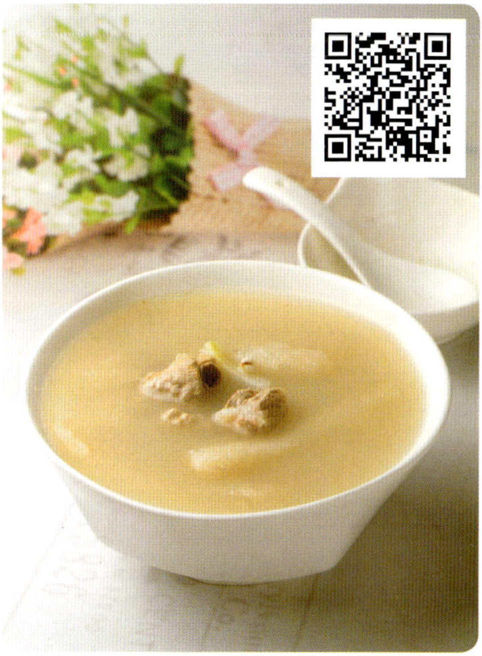

|材料| 排骨段300克，水发薏米90克，水发竹荪50克，姜片、葱段各少许

|调料| 盐3克，鸡粉少许

|做法|

①锅中注清水烧开，放入排骨段，大火煮约半分钟，焯去血水，捞出食材，沥干水分，待用。

②砂锅中注清水烧热，倒入排骨段、薏米、竹荪、姜片、葱段，煮沸后用小火煮至食材熟透。加入盐、鸡粉，转中火搅拌至汤汁入味。

③关火后盛出，装入汤碗中即成。

能量计算 热量：4952千焦，糖类：103.2克，蛋白质：68.6克，脂肪：64.5克。

黑豆

软化血管、调节血压

热量：1595千焦/100克
性味：性平、味甘
归经：心、肝、肾经

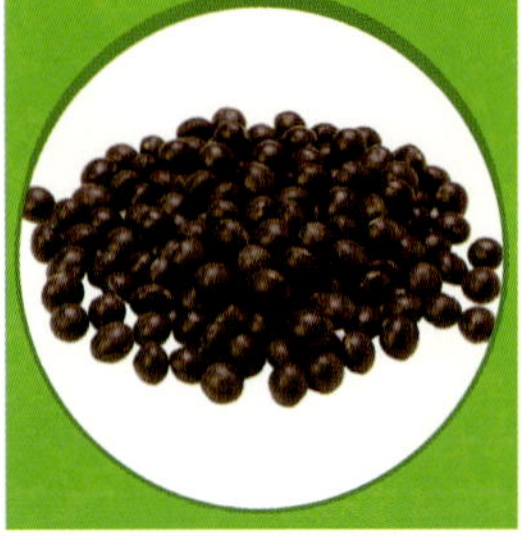

降压原理

黑豆含有的不饱和脂肪酸可以降低血液黏稠度，改善血液微循环，使胆固醇酯化，降低血中胆固醇和三酰甘油，能够提高血液中高密度脂蛋白胆固醇的含量，降血脂、减少动脉粥样硬化斑块形成。

黑豆中还含有较多的维生素E，具有很好的抗氧化能力，能清除体内的自由基，减少其对各组织细胞的伤害，降低动脉硬化和心脑血管疾病风险，从而预防、延缓动脉粥样硬化、冠心病、高血压及各种心脑血管疾病的发生。

食用建议

黑豆适合体虚、脾虚水肿、脚气水肿、小儿盗汗、自汗、热病后出汗、小儿夜间遗尿、妊娠腰痛、腰膝酸软、老人肾虚耳聋、白带频多、产后中风、四肢麻痹者食用。

黑豆乌鸡汤

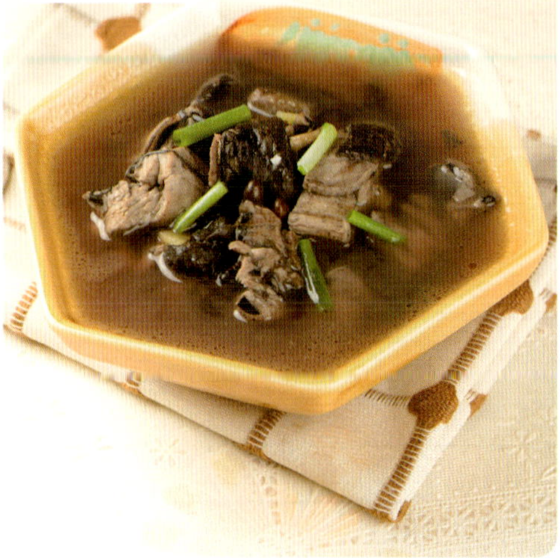

|材料| 乌鸡肉250克，水发黑豆70克，姜片、葱段各少许

|调料| 盐3克，鸡粉3克，料酒4毫升

|做法|

①将洗净的乌鸡肉切成小块，入开水锅中煮1分钟，汆去血水捞出。

②砂锅中注入适量清水，倒入黑豆，用大火烧开。放入乌鸡肉、姜片、料酒，烧开后用小火炖30分钟至鸡肉熟透。

③放入盐、鸡粉拌匀调味，出锅撒上葱花即成。

能量计算 热量：2278千焦，糖类：24.3克，蛋白质：80.9克，脂肪：16.9克。

核桃仁黑豆浆

|材料| 水发黑豆100克，核桃仁40克

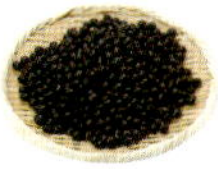 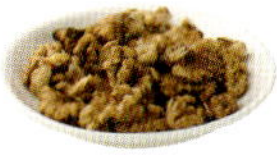

|调料| 白糖5克

|做法|

①取榨汁机，倒入黑豆、矿泉水，搅拌，倒出汁水，滤去渣，将豆汁装入碗中。取榨汁机，倒入豆汁、核桃仁，搅拌至核桃仁变成细末，即成生豆浆。

②锅中倒入生豆浆，大火烧热，用大火续煮至汁水沸腾，加入白糖，续煮至白糖溶化，掠去浮沫,关火后盛出。

能量计算 热量：2595千焦，糖类：45.2克，蛋白质：41.6克，脂肪：39.4克。

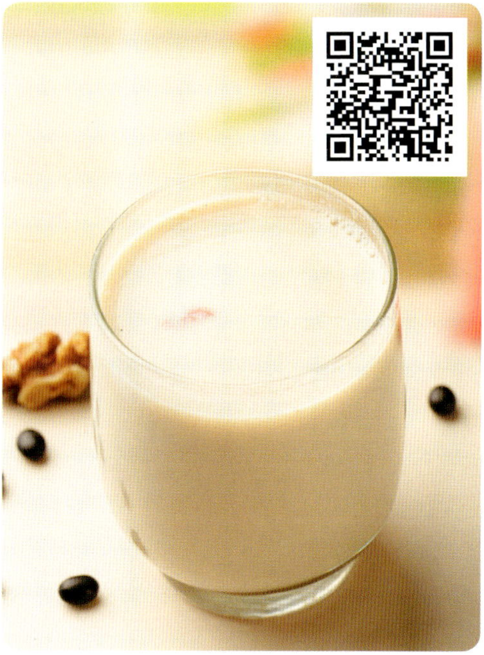

山药黑豆粥

|材料| 小米70克，山药90克，水发黑豆80克，水发薏米45克，葱花少许

|调料| 盐2克

|做法|

①将洗净去皮的山药切成丁。

②锅中注入适量清水，用大火烧开，倒入黑豆、薏米、小米，烧开后用小火煮30分钟至食材熟软。放入山药，续煮15分钟至全部食材熟透。

③放入盐调味，放上葱花即成。

能量计算 热量：3248千焦，糖类：122.6克，蛋白质：42.6克，脂肪：16.6克。

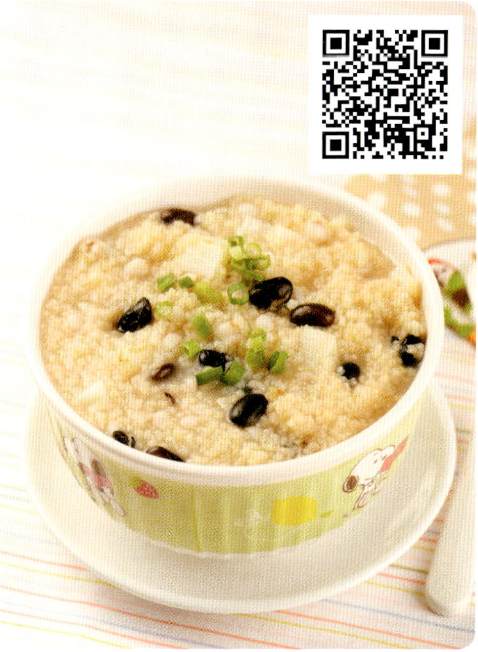

芹菜

降低毛细血管通透性、降压降脂

热量：83千焦/100克

性味：性凉、味甘辛

归经：肺、胃、肝经

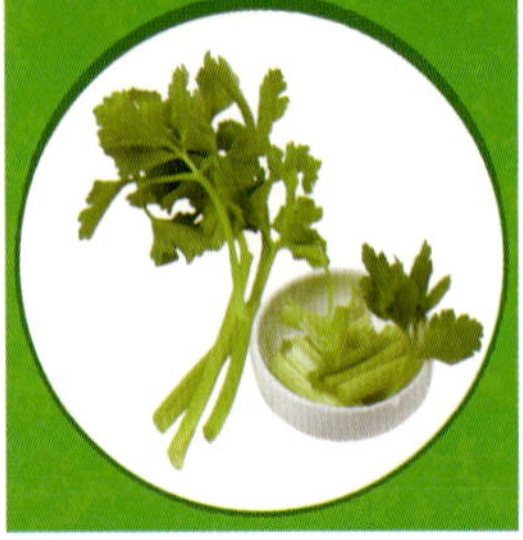

降压原理

芹菜中的维生素P可降低毛细血管的通透性，增加血管弹性，防止毛细血管破裂而起到降压的作用。芹菜的生物碱提取物有镇静作用，对人体能起安定作用，有利于安定情绪，消除烦躁。

芹菜含有大量人体必需的维生素和矿物质元素，如钾、钙、锌、镁等。芹菜中有丰富的黄酮类化合物，其有很好的抗氧化能力，可以清除人体内的自由基，减少自由基对各组织器官细胞的损伤，预防及延缓各种慢性病的发生和发展。芹菜含有丰富的膳食纤维，能防止餐后血糖上升过快，还能促进胃肠蠕动，预防便秘。

食用建议

芹菜清热除烦、平肝、利水消肿、凉血止血。对于高血压、动脉硬化、缺铁性贫血及经期妇女缺血有很好的疗效。脾胃虚寒者、肠滑不固者不宜食用。

芹菜苹果汁

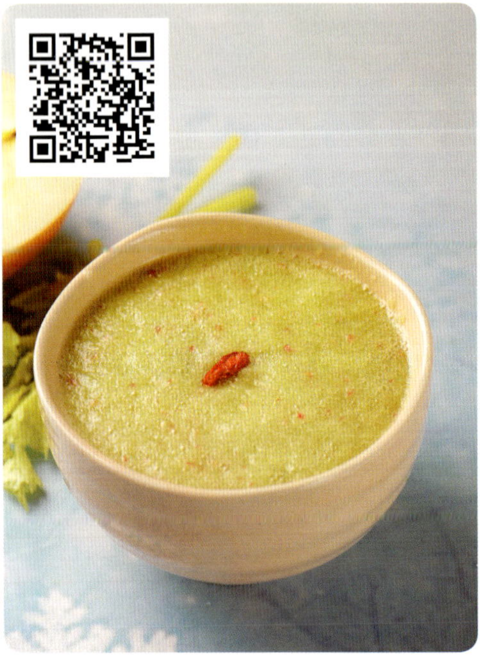

|材料| 苹果100克，芹菜90克

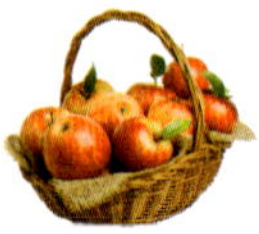

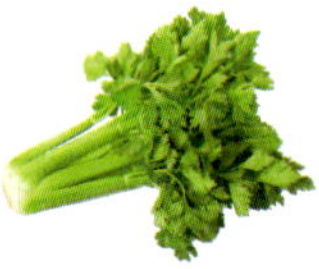

|调料| 白糖7克

|做法|

①芹菜切粒状，苹果切小块。

②取榨汁机，倒入食材、矿泉水，榨片刻，使食材析出果汁。加入白糖，再次选择“榨汁”功能，搅拌至糖分溶化。

③倒出苹果汁即成。

能量计算 热量：377千焦，糖类：21.8克，蛋白质：1.6克，脂肪：0.4克。

杏鲍菇炒芹菜

|材料| 杏鲍菇130克，芹菜70克，彩椒50克，蒜末少许

|调料| 盐3克，鸡粉少许，水淀粉3毫升，食用油适量

|做法|

①芹菜切段，杏鲍菇切条，彩椒切条。

②锅中注清水烧开，放入盐、食用油、杏鲍菇，搅散，煮至沸。加入芹菜段，彩椒，拌匀，煮至断生，捞出待用。

③用油起锅，放入蒜末，爆香，倒入食材、盐、鸡粉、水淀粉，快炒，关火后盛出即成。

能量计算 热量：578千焦，糖类：11.6克，蛋白质：2.2克，脂肪：10.2克。

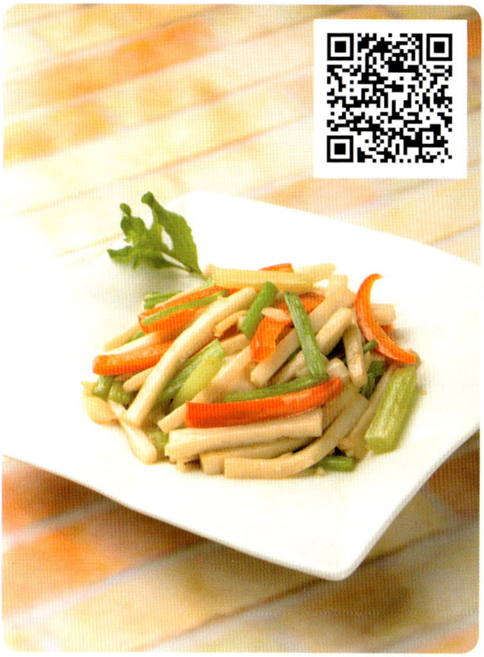

芹菜拌豆腐干

|材料| 芹菜85克，豆腐干100克，彩椒80克，蒜末少许

|调料| 盐3克，鸡粉2克，生抽4毫升，芝麻油2毫升，陈醋5毫升，食用油适量

|做法|

①豆腐干、芹菜、彩椒切好，备用。

②锅中注清水烧开，放入少许盐、食用油、豆腐干，煮至沸。放入芹菜、彩椒，煮片刻，捞出，沥干，将食材装入碗中，放入蒜末、鸡粉、盐、生抽、芝麻油、陈醋，拌匀，搅拌片刻。

③将食材盛出即成。

能量计算 热量：1005千焦，糖类：16.5克，蛋白质：18.3克，脂肪：13.2克。

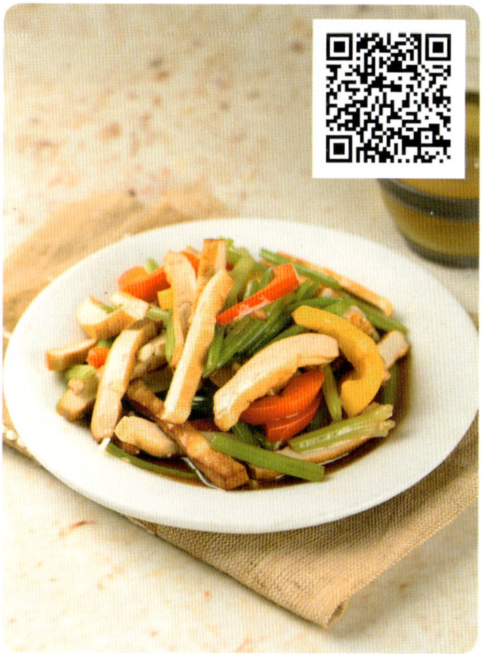

苦瓜

降低血压、保护心脏

热量：80千焦/100克
性味：性寒、味苦
归经：脾胃、心肝

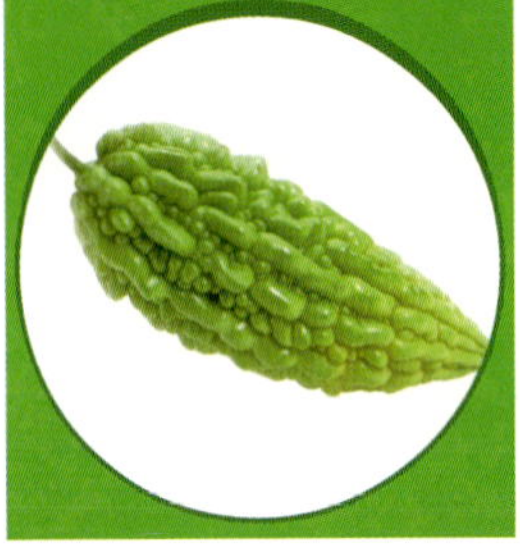

降压原理

苦瓜性味苦寒，有清热解毒、清心消暑、明目降压之功效；苦瓜中含有丰富的钾，对于保护心脑血管、稳定血压有益；其热量低，所含苦瓜素能阻止脂肪吸收，具有减肥功效外，也是极强的抗癌高手。

苦瓜可以抑制小肠对葡萄糖的吸收，并加强葡萄糖的利用、加速糖代谢，还能促进胰岛素的分泌，从而稳定血糖。苦瓜富含维生素C，可以维持血管、韧带等组织的弹性，具有预防坏血病、保护细胞膜、防止动脉粥样硬化、提高机体应激能力、保护心脏等作用，可预防冠心病、脑血管意外的发生。

食用建议

苦瓜解暑除烦、清热消暑、解毒、明目、降低血糖、补肾健脾、提高机体免疫力。糖尿病、癌症、痱子患者可常食。脾胃虚者及孕妇不宜食用。

梅汁苦瓜

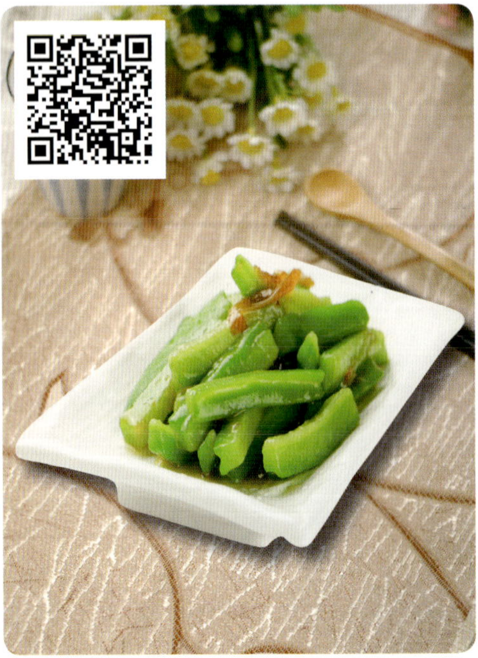

材料 苦瓜180克，酸梅酱50克

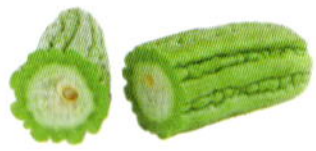

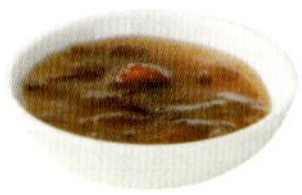

调料 盐3克

做法

①苦瓜切成条。

②锅中注清水烧开，放入少许盐、苦瓜，煮1分钟，至其断生。捞出，沥干，把苦瓜倒入碗中，加入盐、酸梅酱，搅拌至食材入味。

③盛出食材即可食用。

能量计算 热量：628千焦，糖类：37克，蛋白质：1.8克，脂肪：0.4克。

苦瓜胡萝卜蛋饼

|材料| 苦瓜100克，胡萝卜60克，鸡蛋2个，葱花少许

|调料| 盐3克，水淀粉6毫升，食用油适量

|做法|

①胡萝卜、苦瓜切成丁。

②锅内注入清水烧开，倒入胡萝卜、苦瓜、食用油，煮至八成熟捞出。鸡蛋调匀，放入胡萝卜、苦瓜、盐、水淀粉、葱花，制成蛋糊。油烧至四成热，倒入蛋糊，煎五成熟，盛出与余下蛋糊混匀。

③油烧热，倒入蛋糊，制成饼状，煎至两面熟透，关火即成。

能量计算 热量：1164千焦，糖类：12.7克，蛋白质：14.9克，脂肪：18.9克。

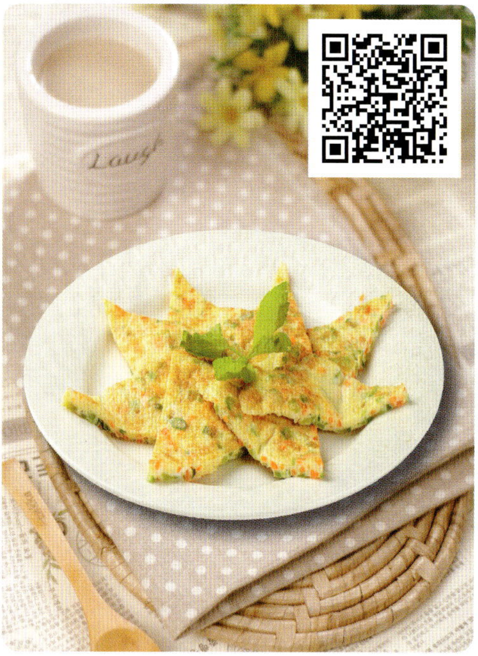

苦瓜炒豆腐干

|材料| 苦瓜250克，豆腐干100克，红椒30克，姜片、蒜末、葱白各少许

|调料| 盐、鸡粉各2克，白糖3克，水淀粉、食用油各适量

|做法|

①苦瓜、豆腐干、红椒切丝。油烧至四成热，倒入豆腐干，搅拌，捞出待用。

②锅底留油烧热，放入姜片、蒜末、葱白、苦瓜丝、盐、白糖、鸡粉、清水，翻炒至苦瓜变软。放入豆腐干、红椒丝、倒入水淀粉，翻炒至食材熟透。

③关火后盛出即成。

能量计算 热量：1214千焦，糖类：33.8克，蛋白质：19.8克，脂肪：13.9克。

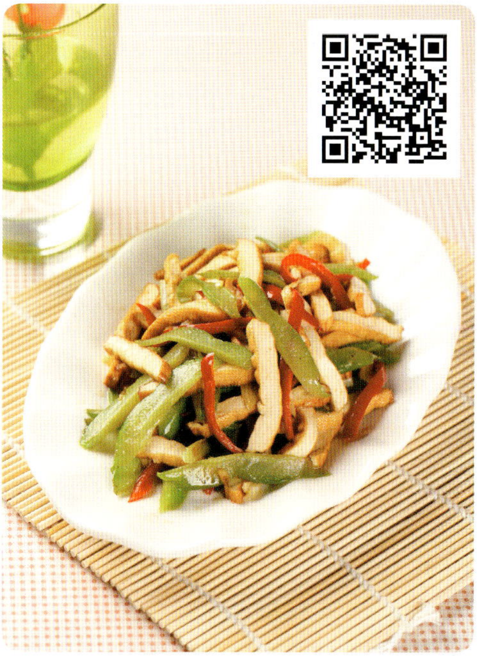

冬瓜

减少脂肪堆积，防治高血压

热量：46千焦/100克
性味：性凉、味甘
归经：肺、大肠经

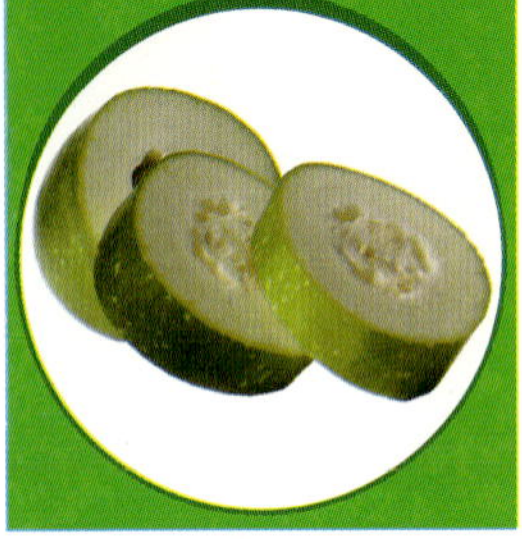

降压原理

冬瓜中膳食纤维含量高达0.7%，具有改善血糖水平、降低体内胆固醇、降血脂、防止动脉硬化等作用。冬瓜中含有丙醇二酸，控制体内糖类转化为脂肪，对防止脂肪堆积，防止高血压，减肥有良好的功效。

另外冬瓜中的粗纤维还能刺激胃肠道蠕动，使肠道堆积的有害物质尽快排出体外。冬瓜汁及冬瓜提取物能增加动物排尿量，减轻由升汞引起的肾病病变程度，并具有显著减少血清肌醉含量的作用。

冬瓜总氨酸（大剂量）、冬瓜葫芦素对升汞引起的肾损伤均有较明显的保护和阻断作用。它能调节免疫功能，改善临床症状，保护肾功能，预防高血压肾病。

食用建议

冬瓜清热利尿，适合心烦气躁、热病口干烦渴、小便不利者食用。

果味冬瓜

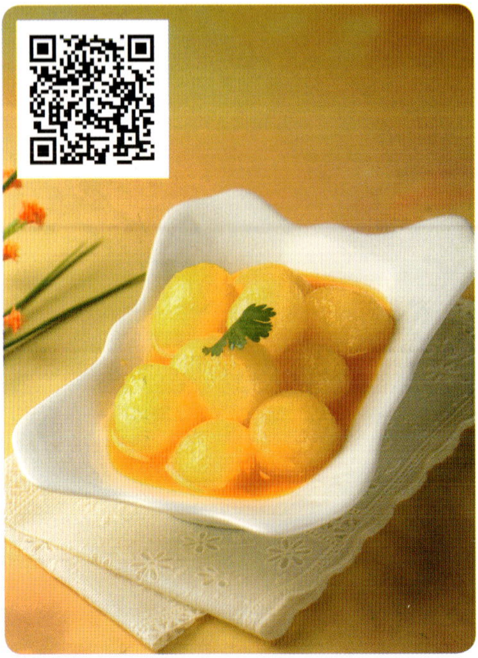

材料 冬瓜600克，橙汁50毫升

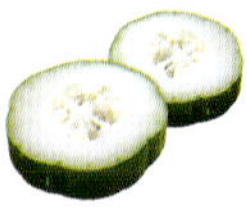

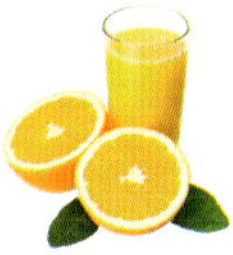

调料 蜂蜜15毫升

做法

①将冬瓜制成冬瓜丸子，装入盘中待用。

②锅中注清水烧开，倒入冬瓜丸子，用中火煮至其断生后捞出。吸干冬瓜丸子表面的水分，放入碗中，倒入橙汁、蜂蜜，拌匀，静置至其入味。

③取盘子盛入菜肴即成。

能量计算 热量：582千焦，糖类：32.4克，蛋白质：2.8克，脂肪：1.4克。

冬瓜绿豆粥

|材料| 冬瓜300克，水发绿豆90克，水发大米100克

|调料| 冰糖20克

|做法|

①冬瓜去皮切丁；锅中注入清水烧开，倒入大米、绿豆，小火煮约30分钟至熟。

②揭开盖放入冬瓜，搅拌匀。用小火续煮15分钟，至冬瓜熟烂。

③揭开锅盖，加入适量冰糖，拌匀，煮至溶化,装入碗中即成。

能量计算 热量：3110千焦，糖类：230.8克，蛋白质：28.04克，脂肪：2.12克。

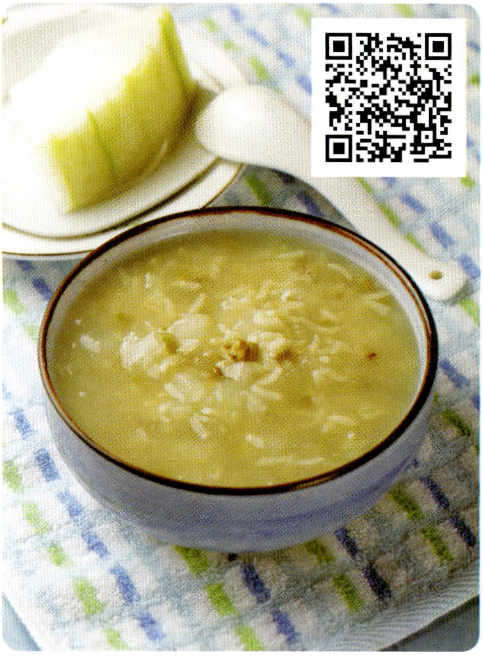

麦冬冬瓜排骨汤

|材料| 冬瓜500克，排骨段300克，麦冬20克，姜片、葱花各少许

|调料| 盐少许，鸡粉2克，料酒10毫升

|做法|

①冬瓜切块。清水烧开，倒入排骨段、料酒，焯去血水，捞出待用。

②清水烧开，放入麦冬、姜片、排骨段、料酒，烧开后用小火煲煮至食材熟软。倒入冬瓜块，用小火续煮至食材熟透，加入鸡粉、盐，略煮至汤汁入味。

③关火后盛出装入汤碗中，撒上葱花即成。

能量计算 热量：3997千焦，糖类：14.2克，蛋白质：47.9克，脂肪：69.9克。

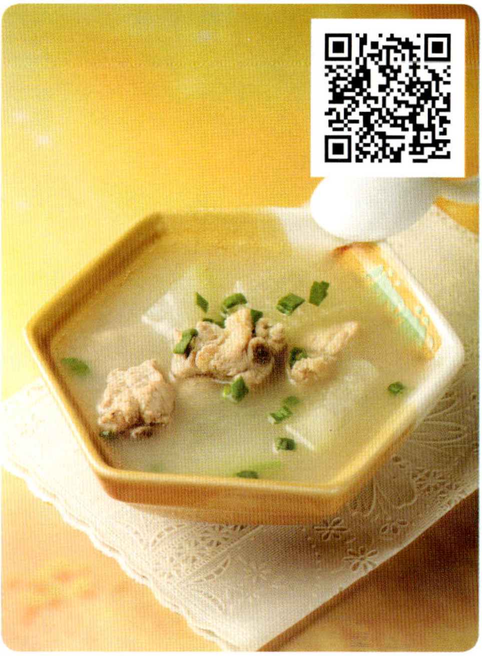

茼蒿

降低血压血脂、养心安神

- 热量：88千焦/100克
- 性味：性温、味甘涩
- 归经：归肝、肾经

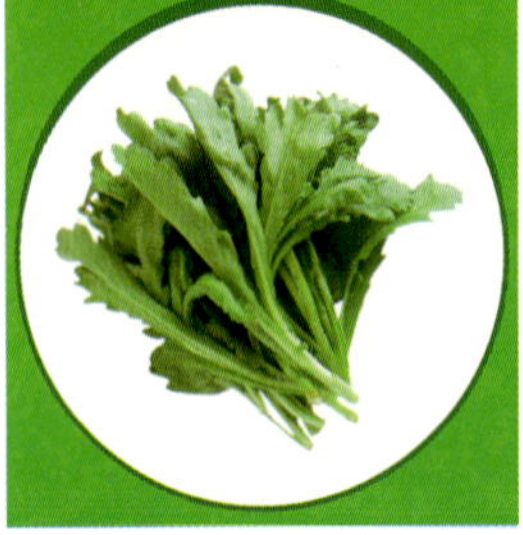

降压原理

茼蒿含有新鲜且为深绿色的色素，叶绿素具有去除胆固醇的功效，可降低血脂。茼蒿也含有丰富的钾，能促进体内钠盐的排泄，降低及稳定血压，能够调节体内的水液代谢，消除水肿。其富含粗纤维，可有助于肠道蠕动，能促进我们排便，从而可以达到通便利肠的目的。

此外，茼蒿还具有润肺补肝、稳定情绪、防止记忆力减退等作用。茼蒿可帮助降低胆固醇、血脂，减慢全身动脉硬化的发生，预防冠心病和脑血管疾病的发生，茼蒿还有助降低血压，调节肌肉和心脏的功能，预防高血压性心脏病的发生。

食用建议

茼蒿具有平补肝肾、缩小便、宽中理气的作用。适用于咳嗽痰多、肠胃不和、记忆力减退、习惯性便秘的患者常食。脾胃虚弱、腹泻的患者不宜食用。

茼蒿香菇炒虾

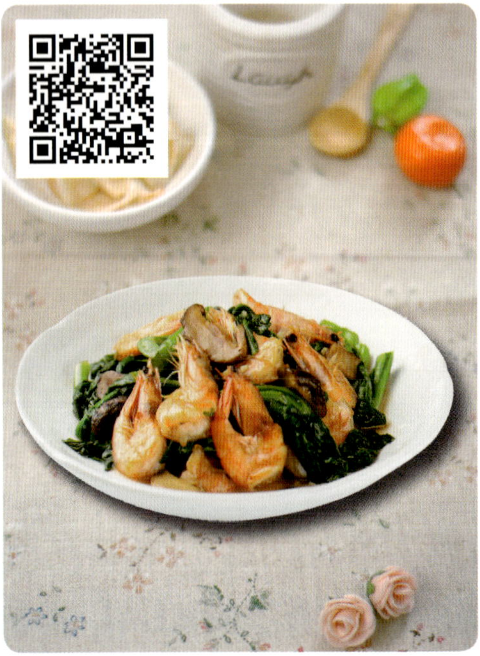

材料 茼蒿180克，基围虾100克，水发香菇50克，蒜末、葱段各少许

调料 盐、鸡粉各2克，料酒5毫升，水淀粉、食用油各适量

做法

①将香菇切粗丝，茼蒿切段，基围虾挑去虾线。

②用油起锅，放入蒜末、葱段，爆香。倒入基围虾、香菇丝，拌匀，加入料酒、茼蒿，炒至熟软。加入盐、鸡粉，炒匀，倒入水淀粉，快炒至食材熟透。

③关火后盛出即成。

能量计算 热量：1026千焦，糖类：14.1克，蛋白质：23.6克，脂肪：12.1克。

紫甘蓝

调节电解质平衡，降低血压

热量：80千焦/100克
性味：性平、味甘
归经：归脾、胃经

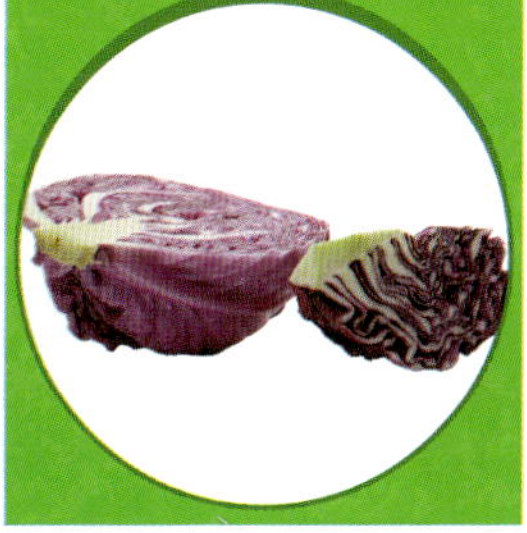

降压原理

紫甘蓝中含有丰富的铬元素，铬有提高胰岛素活性的作用，对血糖和血脂都有良好的调节作用。紫甘蓝中的其他矿物质也很丰富，可以帮助调节电解质平衡，从而稳定并降低血压，并且还能够防治感冒引起的咽喉疼痛。紫甘蓝中的铁元素，能够提高血液中氧气的含量，有助于机体对脂肪的分解，对于减肥大有裨益。

紫甘蓝具有丰富维生素C，维生素E与胡萝卜，这些抗氧化成分能够保护身体免受自由基的损伤，并能有助于细胞的更新，可增强人体免疫力，强身健体，经常食用能够增强人的活力，还能降低胆固醇，预防心脑血管疾病，对皮肤瘙痒、便秘等病症也有很好的食疗作用。

食用建议

一般人群均可食用。

彩椒紫甘蓝拌木耳

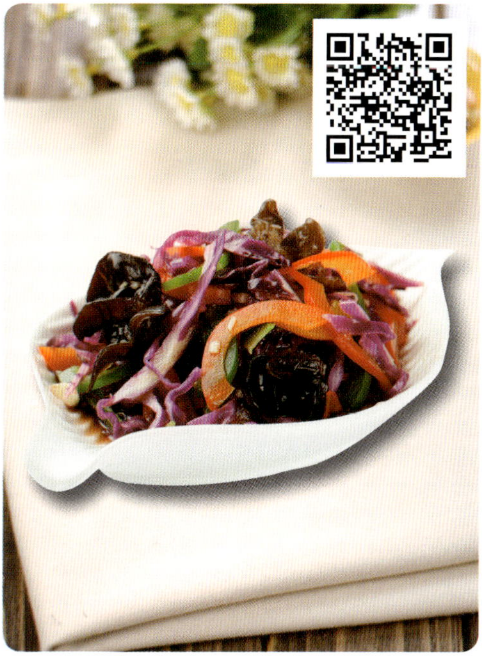

材料 紫甘蓝120克，彩椒90克，水发木耳40克，蒜末少许

调料 盐3克，鸡粉2克，白糖3克，陈醋10毫升，芝麻油、食用油各适量

做法

①彩椒、紫甘蓝切成丝，备用。

②锅中注清水烧开，加入食用油、木耳、彩椒丝、紫甘蓝，煮至全部食材熟软后捞出，沥干，待用。将食材装入碗中，加入蒜末、陈醋、盐、鸡粉、白糖、芝麻油，搅拌至食材入味。

③取盘子盛入菜肴即成。

能量计算 热量：540千焦，糖类：16克，蛋白质：2.9克，脂肪：10.5克。

芦笋

增强毛细血管弹性、扩张冠状动脉、降压降脂

热量：80千焦/100克
性味：性凉、味苦甘
归经：归肺经

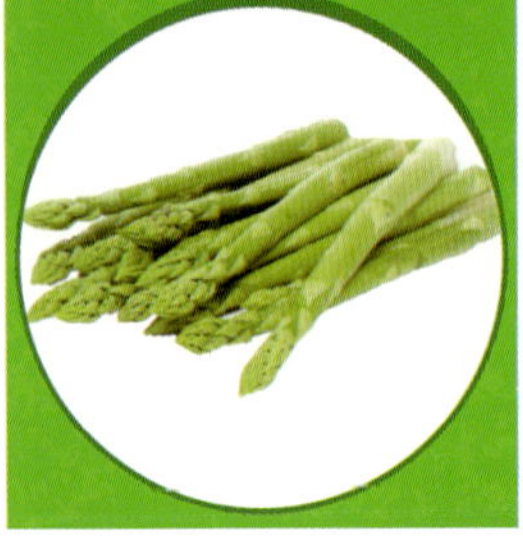

降压原理

芦笋中含有的槲皮黄酮和天门冬酰胺。槲皮黄酮有降血压、增强毛细血管弹性、降血脂、扩张冠状动脉、增加冠状动脉血流量等作用，而天门冬酰胺则可以扩张末梢血管、降低血压。芦笋中的维生素C，芦丁等抗氧化成分的含量也很高，能够保护胰岛B细胞等各种组织细胞不受自由基的损伤，具有明确的抗肿瘤、抗衰老、抗疲劳、降血脂、保肝、免疫调节等多种特殊的保健功能，患有高血压、高脂血症的患者宜常吃芦笋，避免并发症的发生。

食用建议

经常食用芦笋对于心脏病、高血压、水肿、膀胱炎、肥胖症、营养不良、贫血、习惯性便秘及肝功能不全等疾病有一定的疗效。但是痛风患者要慎食。

彩椒炒芦笋

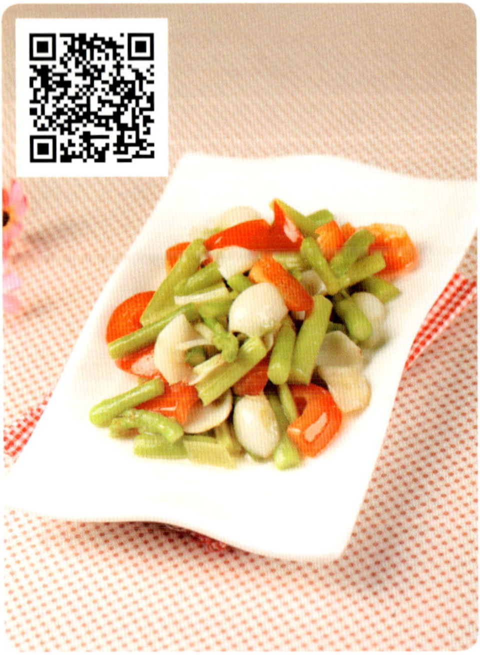

材料 芦笋110克，彩椒50克，鲜百合45克，姜片、葱段各少许

调料 盐3克，鸡粉2克，料酒4毫升，水淀粉少许，植物油5毫升

做法

①芦笋去皮切成小段，彩椒切小块，入开水锅中焯约1分钟捞出。

②用油起锅，放入姜片、葱段爆香。倒入焯好的食材，用大火翻炒。

③淋入料酒，加鸡粉、盐，炒匀。倒入少许水淀粉，翻炒至全部食材入味即成。

能量计算 热量：611千焦，糖类：25.6克，蛋白质：6.6克，脂肪：7.34克。

马齿苋

利水消肿、扩张血管壁、降压降脂

热量：113千焦/100克
性味：性寒、味甘酸
归经：心、肝、脾经

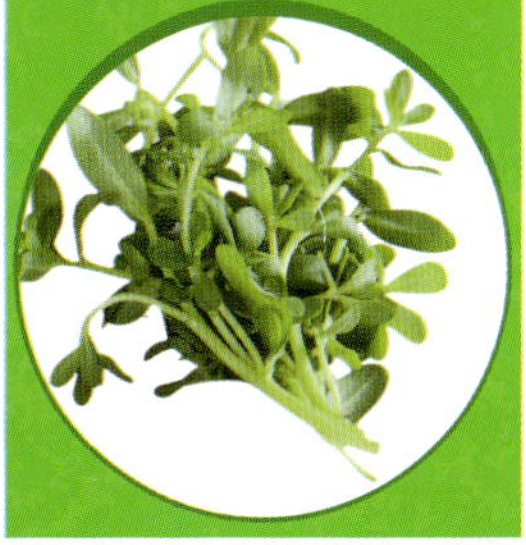

降压原理

马齿苋含有大量的钾盐，有良好的利水消肿作用；钾离子还可直接作用于血管壁上，使血管壁扩张，阻止动脉管壁增厚，从而起到降低血压的作用。

马齿苋可以帮助降低血压，还可以加速体内尿酸排泄，减轻心、肝、肾脏的负担，避免因动脉压持续升高所导致的心脏负担增加，左心房代偿性肥厚而形成高血压性心脏病，还可以有效预防冠心病的发生。

马齿苋中含有大量的去甲肾上腺素，去甲肾上腺素可以促进胰岛腺分泌胰岛素，从而调节人体的血糖，降低血糖浓度，保持血糖稳定，防治高血压并发糖尿病。

食用建议

马齿苋清热解毒、消肿止痛，适用于肠道传染病患者。尿血、尿道炎、湿疹、皮炎、赤白带下、痔疮等患者可常食。孕妇及脾胃虚寒者不宜食用。

马齿苋鸡蛋汤

材料 马齿苋120克，鸡蛋1个，枸杞、葱花各少许

调料 盐2克，鸡粉2克，食用油适量

做法

①鸡蛋打入碗中，调匀，备用。

②锅中注清水烧开，放入枸杞、盐、鸡粉、食用油、马齿苋，煮至食材熟软。将蛋液倒入锅中，放入葱花，搅匀。

③关火后盛出即可。

能量计算 热量：816千焦，糖类：6.1克，蛋白质：10.3克，脂肪：14.1克。

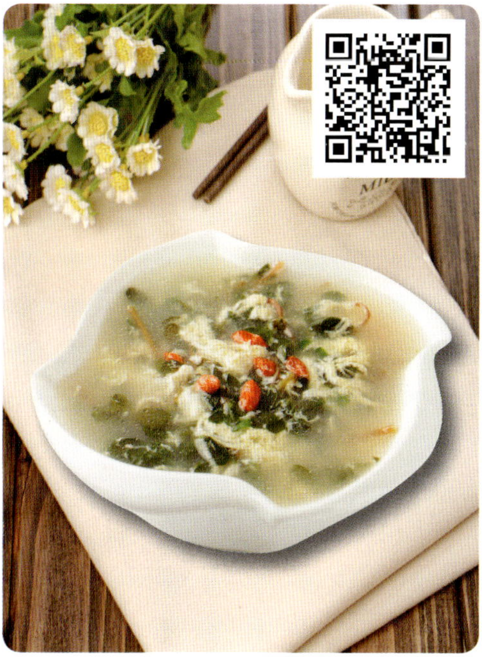

马蹄

清热解毒、降压降脂

热量：247千焦/100克
性味：性微寒、味甘
归经：肺、大肠经

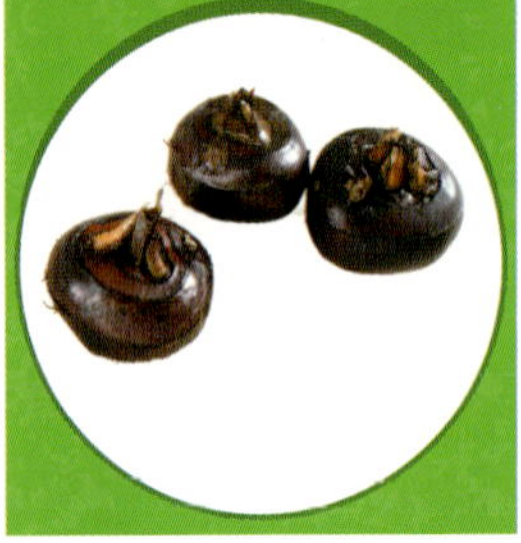

降压原理

马蹄中含有不耐热的抗菌成分——荸荠英，对金黄色葡萄球菌、大肠杆菌及绿脓杆菌等均有一定的抑制作用，同时对降低血压也有一定效果，尤其适合痰湿较重的高血压患者食用。

此外，马蹄还具有清热解毒、凉血生津、化湿祛痰、消食除胀的功效，对黄疸、痢疾、小儿麻痹、便秘等疾病有食疗作用。马蹄可提高机体免疫力，提高机体抗病能力，降低高血压、高脂血症并发症发生的风险。

食用建议

马蹄清热解毒、凉血生津、利尿通便、化湿祛痰。对于黄疸、痢疾、小儿麻痹、便秘、发热、肺癌及食管癌患者有一定疗效。脾胃虚寒、血虚、血瘀者不宜食用。

马蹄木耳煲带鱼

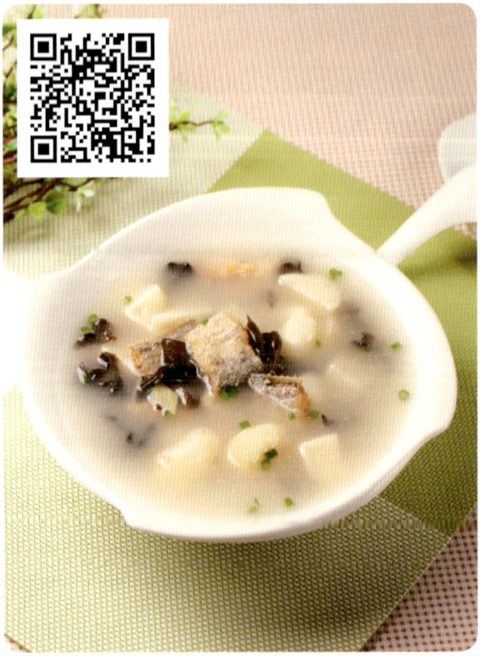

|材料| 马蹄肉100克，水发木耳30克，带鱼110克，姜片、葱花各少许

|调料| 盐2克，鸡粉2克，料酒、胡椒粉、食用油各适量

|做法|

①将马蹄肉、木耳、带鱼分别洗净切块。

②煎锅注油烧热，将带鱼煎至两面焦黄。

③砂锅中注入适量清水烧开，倒入马蹄肉、木耳，用小火炖15分钟。放姜片、料酒、带鱼、盐，用小火炖10分钟。加鸡粉、胡椒粉，盛出撒上葱花即成。

能量计算 热量：900千焦，糖类：19.4克，蛋白质：21克，脂肪：5.7克。

丝瓜马蹄炒木耳

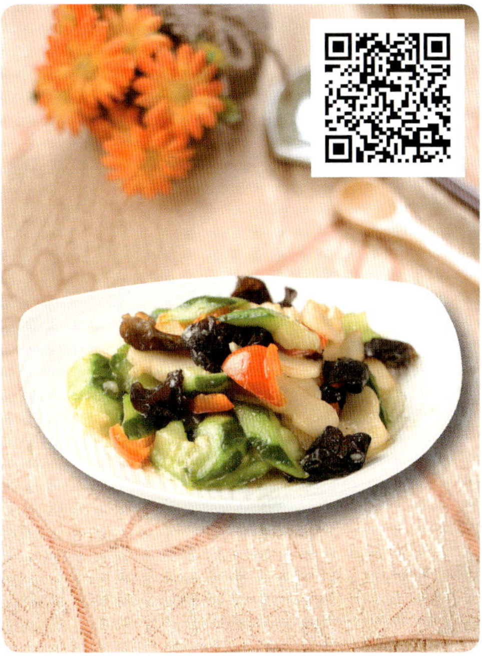

|材料| 丝瓜100克，马蹄肉90克，彩椒50克，水发木耳40克，蒜末、葱段各少许

|调料| 盐3克，鸡粉2克，蚝油6克，水淀粉、食用油各适量

|做法|

①马蹄肉切片；水发木耳、丝瓜、彩椒切小块。

②锅中注水烧开，将食材焯后捞出。

③用油起锅，放入蒜末、葱段爆香。倒入食材，加蚝油、盐、鸡粉炒匀。倒入水淀粉，炒至食材熟透即成。

能量计算 热量：576千焦，糖类：22.1克，蛋白质：3.2克，脂肪：0.56克。

黄豆马蹄鸭肉汤

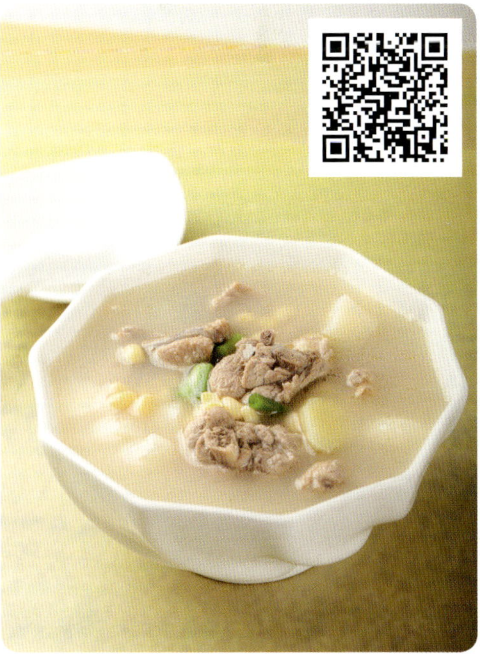

|材料| 鸭肉500克，马蹄110克，水发黄豆120克，姜片20克

|调料| 料酒20毫升，盐2克，鸡粉2克

|做法|

①马蹄切小块。锅中注清水烧开，放入鸭块、料酒，煮至沸，焯去血水，捞出，沥干，待用。

②砂锅中注清水烧开，倒入黄豆、马蹄、鸭块、姜片、料酒，烧开后小火炖至食材熟透。加入盐、鸡粉，拌匀。

③关火后盛出即成。

能量计算 热量：6564千焦，糖类：47.1克，蛋白质：109.8克，脂肪：115.5克。

南瓜

高钙、高钾、低钠，降压降脂

热量：92千焦/100克
性味：性温、味甘
归经：归脾、胃经

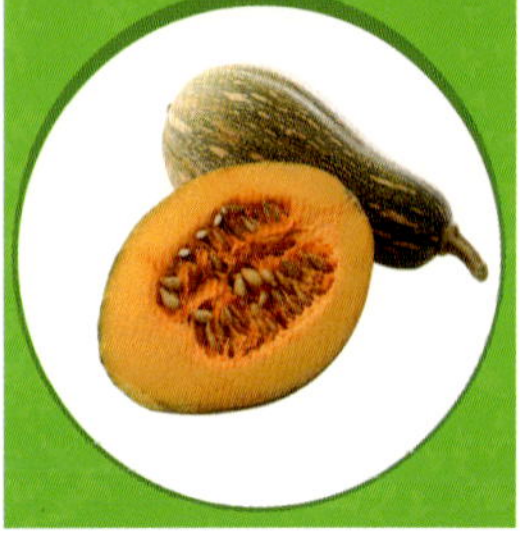

降压原理

南瓜具有高钙、高钾、低钠的特点，特别适合中老年人和高血压患者，有利于高血压患者预防血压升高，并可预防骨质疏松。南瓜多糖是一种非特异性免疫增强剂，能提高机体免疫功能，促进细胞因子生成，通过活化补体等途径对免疫系统发挥多方面的调节功能。

南瓜具有润肺益气、化痰、消炎止痛、降低血糖、驱虫解毒、止喘、美容等功效，可减少粪便中毒素对人体的危害，防止结肠癌的发生，对高血压及肝脏的一些病变也有预防作用。另外，南瓜中胡萝卜素含量较高，可保护眼睛。还有助于防治血脂升高引起头痛、头晕，使大脑保持灵活，预防老年痴呆。

食用建议

建议前列腺肥大、动脉硬化、胃溃疡、肋间神经痛、蛔虫病、肥胖、便秘等病症的患者以及中老年人常食。

南瓜炒虾米

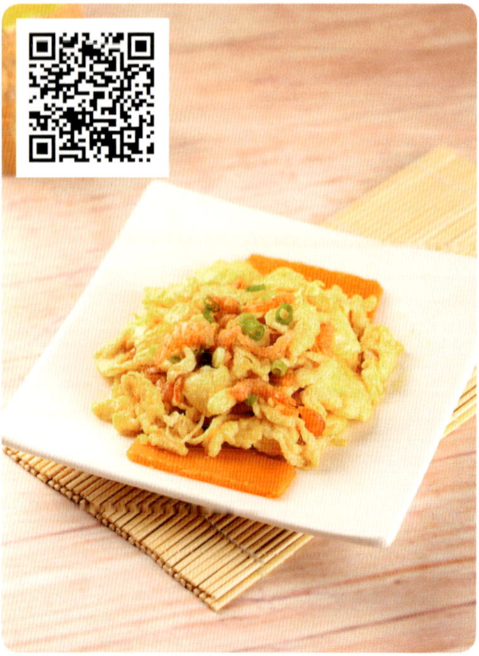

材料 南瓜200克，虾米20克，鸡蛋2个，姜片、葱花各少许

调料 盐适量，生抽2毫升，鸡粉、食用油各适量

做法

①南瓜切片；鸡蛋打散，加少许盐搅匀。

②清水烧开，加入食用油、南瓜，煮至其断生，捞出，沥干。油起锅，倒入蛋液，炒熟，盛出入碗，待用。

③炒锅注油烧热，放入姜片，爆香，加入虾米、南瓜，炒匀，放入少许盐、鸡粉、生抽，炒匀。倒入鸡蛋，炒匀，关火后盛出装入盘中，撒上葱花即成。

能量计算 热量：1247千焦，糖类：23.6克，蛋白质：22.7克，脂肪：18.9克。

牛蒡

扩张血管、促进血液循环、降压降脂

热量：301千焦/100克

性味：性寒、味苦

归经：归肺、胃经

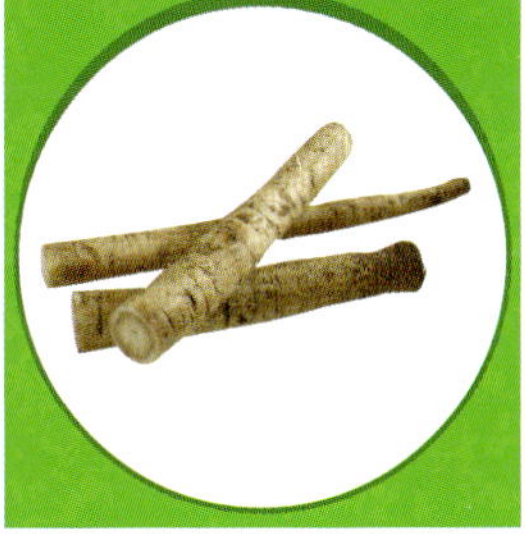

降压原理

牛蒡含有人体必需的各种氨基酸，且较高，还含有多种人体必需微量元素。

牛蒡果实中含有的牛蒡苷，有扩张血管、降低血压、抗菌的作用；牛蒡根中所含的膳食纤维，可吸附肠道内多余的钠，并使其随粪便排出体外，从而达到降压的目的，还能降低体内胆固醇，减少毒素、废物在体内积存，防止血脂升高。

食用建议

高血压及糖尿病患者可常食。腹痛腹胀者和血压较低的患者不宜食用。

胡萝卜玉米牛蒡汤

材料 胡萝卜90克，玉米棒150克，牛蒡140克

调料 盐、鸡粉各2克

做法

①胡萝卜切小块，玉米棒切小块，牛蒡切滚刀块。

②砂锅中注清水烧开，倒入牛蒡、胡萝卜块、玉米棒，煮沸后用小火煮至食材熟透。加入盐、鸡粉，拌匀，续煮至食材入味。

③关火后盛出即成。

能量计算 热量：1195千焦，糖类：66.6克，蛋白质：3.6克，脂肪：2.6克。

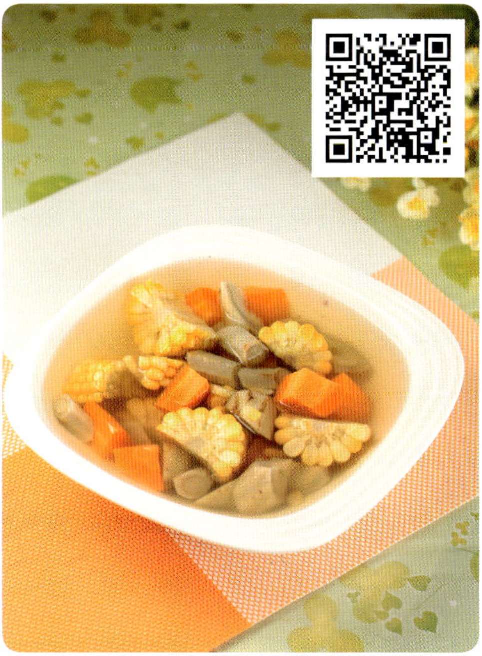

白萝卜

排脂降压、预防动脉硬化

热量：88千焦/100克

性味：性凉、味辛甘

归经：归肺、胃经

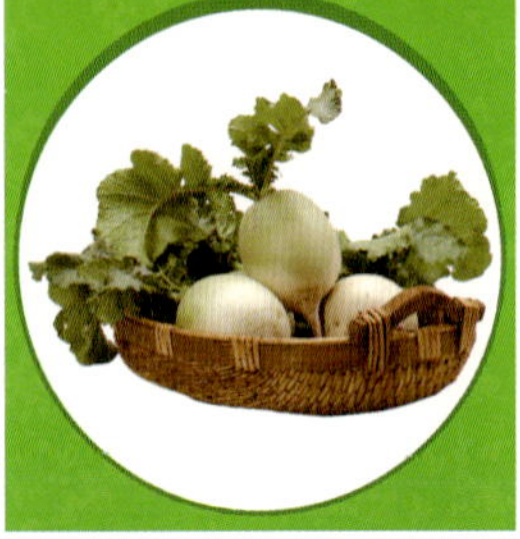

降压原理

白萝卜中含有的维生素C可以防止体内有害物质侵害体内动脉血管细胞，有助于降低血压。其所含的芥子油可促进胃肠道蠕动，有助于胆固醇和脂肪随体内废物的排出。萝卜中含有的维生素和磷等营养成分可预防动脉硬化等病症。

白萝卜能促进新陈代谢、增强食欲、化痰清热、帮助消化、化积滞，对食积腹胀、咳痰失音、吐血、消渴、痢疾、头痛、排尿不利等症有食疗作用。常吃白萝卜可降低血脂、软化血管、稳定血压，还可预防冠心病、动脉硬化、胆石症等疾。

食用建议

头皮痒者、咳嗽者、鼻出血者可常食。但是阴盛偏寒体质人群的不宜食用。

淡菜萝卜豆腐汤

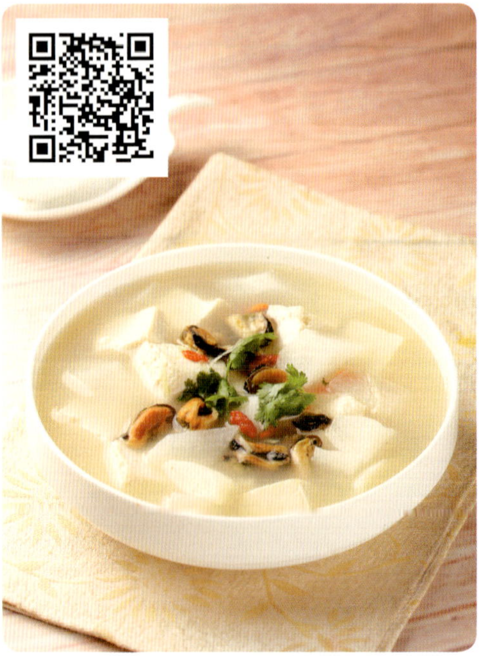

材料 豆腐200克，白萝卜180克，水发淡菜100克，香菜、枸杞、姜丝各少许

调料 盐、鸡粉各2克，料酒4毫升，食用油少许

做法

①白萝卜、豆腐、香菜切好，备用。

②清水烧开，放入淡菜、萝卜块、姜丝、料酒，煮沸后小火煮至萝卜熟软。放入枸杞、豆腐块、盐、鸡粉，再煮至食材熟透，淋入食用油，续煮片刻。

③关火后盛出装入汤碗中，撒上香菜即成。

能量计算 热量：138千焦，糖类：23克，蛋白质：29.3克，脂肪：10.9克。

白萝卜丝炒黄豆芽

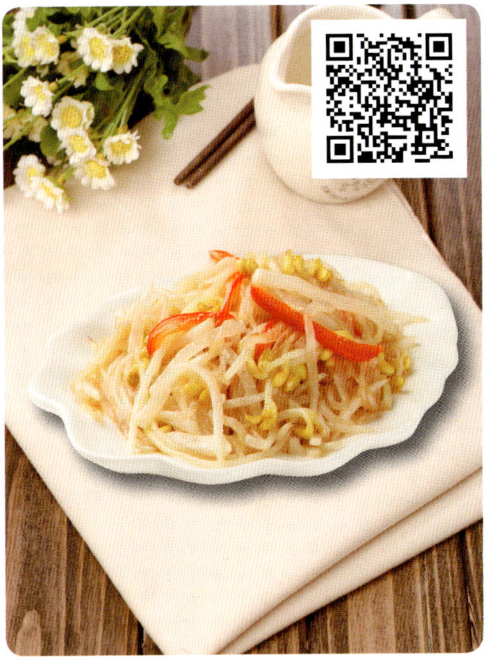

|材料| 白萝卜400克，黄豆芽180克，彩椒40克，姜末、蒜末各少许

|调料| 盐4克，鸡粉2克，蚝油10克，水淀粉6毫升，食用油适量

|做法|

①将白萝卜切丝，彩椒切粗丝。

②锅中注清水烧开，加黄豆芽，煮约半分钟，倒入白萝卜丝，煮约1分钟，倒入彩椒丝，略煮片刻，捞出待用。

③用油起锅，放入姜末、蒜末，爆香。倒入食材、盐、鸡粉、蚝油、水淀粉，炒至食材熟透，关火后盛出即成。

能量计算 热量：1092千焦，糖类：30.4克，蛋白质：13.6克，脂肪：3.6克。

白萝卜炖鹌鹑

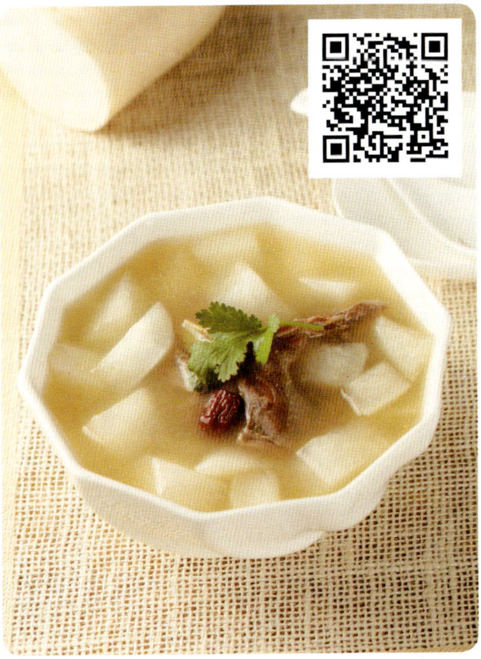

|材料| 白萝卜300克，鹌鹑肉200克，党参3克，红枣、枸杞各2克，姜片少许

|调料| 盐2克，鸡粉2克，料酒9毫升，胡椒粉适量

|做法|

①白萝卜切块。注水烧开，倒入鹌鹑肉，汆去血渍，淋入料酒，捞出。

②锅中注清水烧开，倒入鹌鹑肉、姜片、党参、枸杞、红枣、料酒，用小火煲煮至八成熟。倒入白萝卜，用小火续煮至食材熟透，加入盐、鸡粉、胡椒粉。

③关火后盛出汤料即成。

能量计算 热量：1227千焦，糖类：17.8克，蛋白质：43.6克，脂肪：6.5克。

香菇

预防血管硬化、降压降脂

热量：80千焦/100克
性味：性平、味甘
归经：归脾、胃经

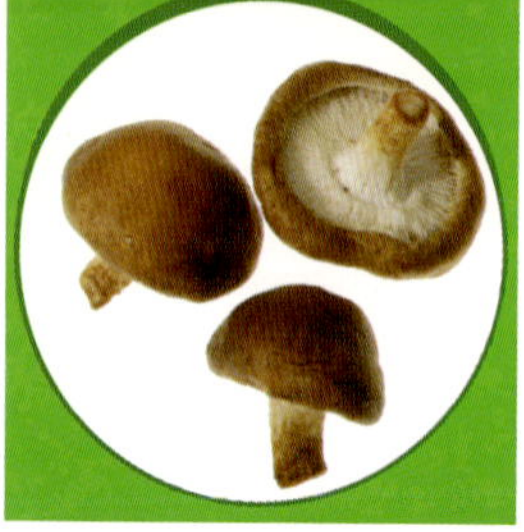

降压原理

香菇中所含的香菇多糖可预防血管硬化，起到降低人体血压的作用，其核酸类物质和香菇素，能够抑制体内胆固醇上升，起到降胆固醇、降血脂的作用，更年期女性常吃能提高机体细胞免疫功能，清除自由基，延缓衰老，防癌抗癌，还可调节内分泌、调节激素分泌量，从而改善体质，推迟绝经、缓解更年期症状。

香菇中含有嘌呤、胆碱、酪氨酸、氧化酶以及某些核酸物质，能起到降血压、降胆固醇、降血脂的作用，又可预防动脉硬化、肝硬化等疾病，适合高血压并发糖尿病患者食用。香菇还是优质的高钾食物，可保护心脑血管，预防并发症。

食用建议

贫血者、抵抗力低下者、“三高”人群、糖尿病患者、癌症患者、肾炎患者可常食香菇。痛风患者禁食。

鲜香菇豆腐脑

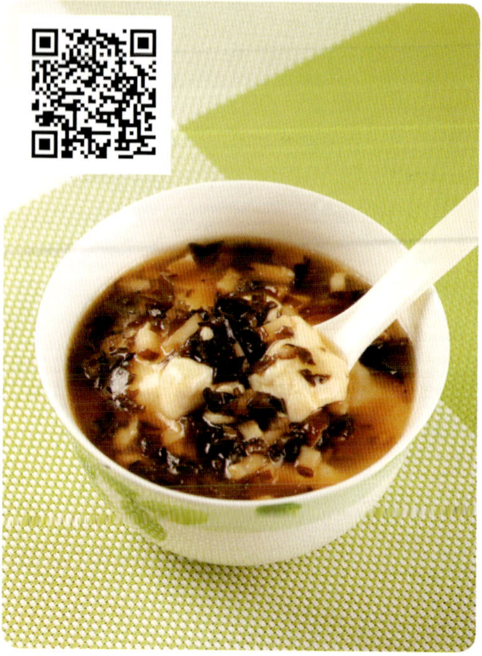

材料 内酯豆腐1盒，木耳、鲜香菇各少许

调料 盐2克，生抽2毫升，老抽2毫升，水淀粉3毫升

做法

①洗净的香菇、木耳切粒。

②把豆腐放入烧开的蒸锅中，用中火蒸5分钟至熟，取出。

③用油起锅，倒入香菇、木耳，炒匀；注入适量清水，加入适量盐、生抽，拌匀煮沸；倒入老抽、水淀粉炒匀勾芡，盛出放在豆腐上即可。

能量计算 热量：758千焦，糖类：10克，蛋白质：19克，脂肪：7.6克。

香菇扒生菜

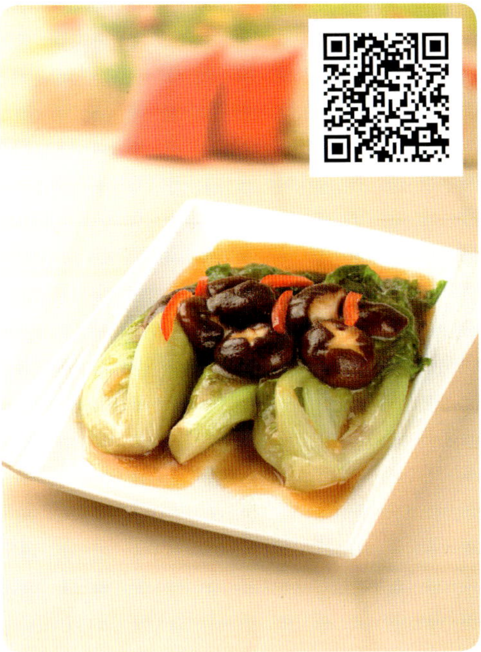

|材料| 生菜400克，香菇70克，彩椒50克，姜片、蒜末各少许

|调料| 盐3克，鸡粉2克，蚝油6克，老抽2毫升，生抽4毫升，水淀粉、食用油各适量

|做法|

①将生菜、香菇、彩椒切好，备用。

②清水烧开，加油、生菜，煮至熟软捞出。沸水后加香菇，煮至六成熟捞出。

③用油起锅，倒入香菇、盐、鸡粉、蚝油、生抽、老抽，炒熟。加水淀粉，炒收汁，撒上彩椒丝即成。

能量计算 热量：1073千焦，糖类：14.6克，蛋白质：6.3克，脂肪：11.5克。

香菇炖竹荪

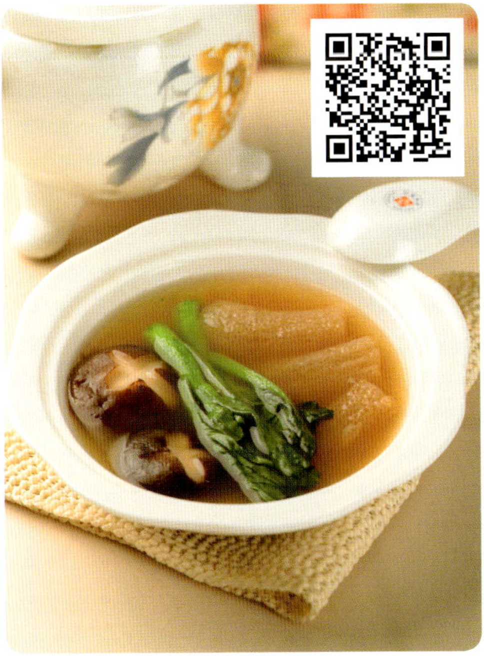

|材料| 鲜香菇70克，菜心100克，水发竹荪40克，高汤200毫升

|调料| 盐3克，食用油适量

|做法|

①竹荪、香菇切好，备用。

②清水烧开，放入食用油、菜心，煮1分钟，捞出。香菇、竹荪倒入沸水中，煮半分钟，捞出，备用。

③将香菇和竹荪放入碗中，高汤放入锅中烧至沸，放盐，把高汤倒入装有香菇和竹荪的碗中，放蒸锅中，隔水蒸至食材熟软，取出蒸碗，放菜心即可食用。

能量计算 热量：816千焦，糖类：8.3克，蛋白质：15.6克，脂肪：13.2克。

银耳

降低胆固醇、保护血管、降压降脂

热量：837千焦/100克
性味：性平、味甘
归经：脾、胃、肾经

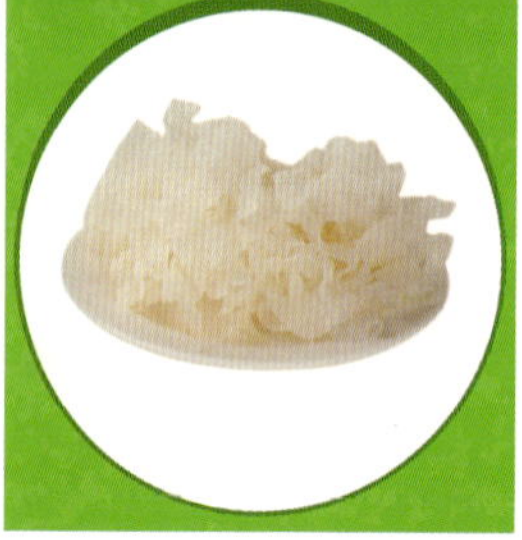

降压原理

银耳内含有大量的膳食纤维，可以刺激胃肠蠕动，帮助胆固醇排出体外。银耳中的多糖体可抑制血小板聚集，降低血液内的胆固醇、三酰甘油，预防血栓和动脉粥样硬化，保护血管环境，避免胆固醇附着，增强血管正常生理机能，促进血液循环，从而降低血压。

银耳中还含有磷脂、胶质和烟酸等营养物质，有保护高血压、高脂血症患者肝脏的作用。银耳含有钙、镁、钾、铁、磷等多种矿物质，能有助于控制血糖升高，银耳所含的热量很低，又含有丰富的膳食纤维，能有效地延缓血糖上升，是高血压、高脂血症并发糖尿病患者的理想食物。

食用建议

建议老年慢性支气管炎、胃炎、大便秘结、免疫力低下、虚痨、癌症、肺热咳嗽、肺燥干咳等患者常食。

菠菜银耳粥

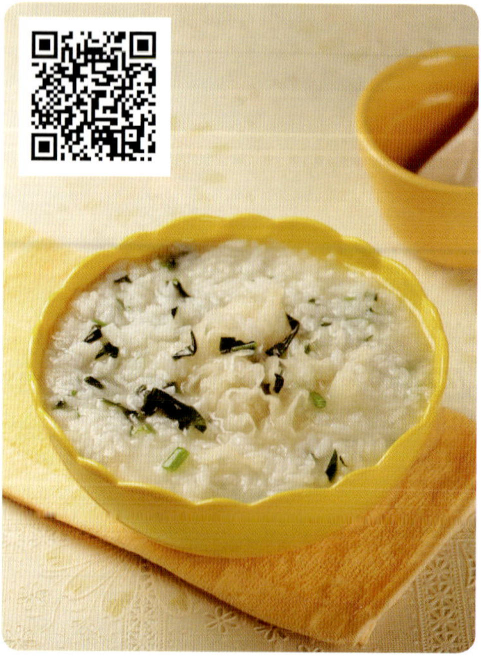

材料 菠菜100克，水发银耳150克，水发大米180克

调料 盐2克，鸡粉2克，食用油适量

做法

①将银耳切小块，菠菜切段。

②锅中注清水烧开，倒入大米，烧开后用小火煮至大米熟软。放入银耳，续煮至食材熟烂。放入菠菜、食用油，加入鸡粉、盐，拌匀。

③把粥盛出即可。

能量计算 热量：2005千焦，糖类：185克，蛋白质：11.6克，脂肪：7.3克。

芦荟银耳炖雪梨

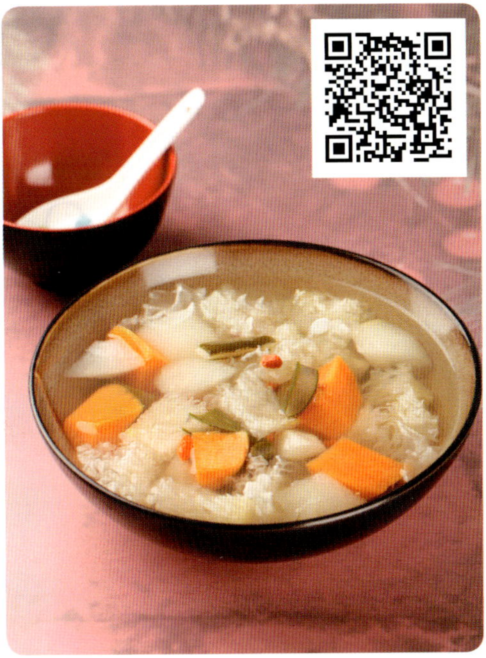

|材料| 芦荟85克，水发银耳130克，红薯100克，雪梨110克

|调料| 冰糖40克，枸杞10克

|做法|

①雪梨、红薯去皮切块；芦荟切段；银耳切去黄色根部，均切成小块。

②砂锅中注入适量清水烧开，倒入切好的红薯、银耳、雪梨，用小火煮20分钟，至食材熟软。

③加入冰糖、枸杞，放入芦荟，用小火续煮5分钟即成。

能量计算 热量：2612千焦，糖类：181克，蛋白质：16.5克，脂肪：2.3克。

紫薯百合银耳羹

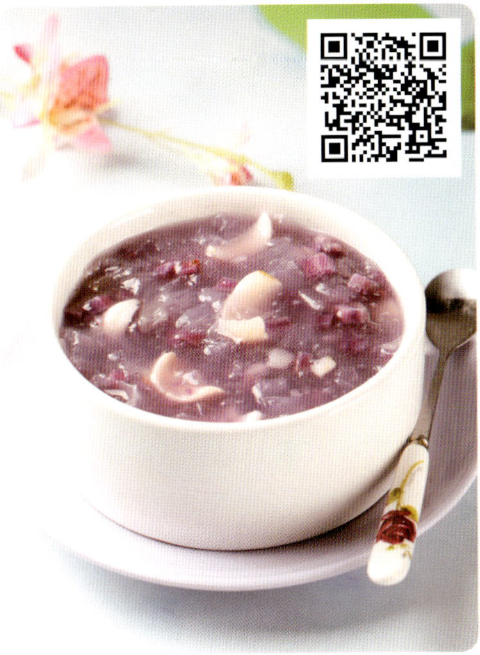

|材料| 水发银耳180克，鲜百合50克，紫薯120克

|调料| 白糖15克，水淀粉10毫升，食粉适量

|做法|

①紫薯切成丁。锅中注清水烧开，加食粉、银耳，煮2分钟，捞出，沥干。备用。

②锅中注清水烧开，放紫薯、鲜百合、银耳，用小火炖15分钟。加白糖，煮至白糖溶化，加水淀粉，搅至汤汁黏稠。

③盛出汤料即可食用。

能量计算 热量：1198千焦，糖类：67.6克，蛋白质：68克，脂肪：0.2克。

口蘑

防治过氧化物对机体的损害、降压降脂

热量：1013千焦/100克
性味：性平，味甘
归经：归肺、心经

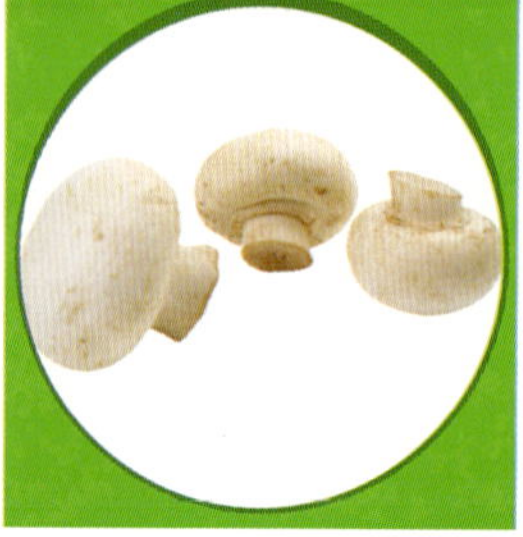

降压原理

口蘑能够防止过氧化物损害机体，治疗因缺硒引起的血压上升和血黏稠度增加，调节甲状腺，提高免疫力；可抑制血清和肝脏中胆固醇上升，对肝脏起到良好的保护作用；它还含有多种抗病毒成分，对病毒性肝炎有一定的食疗效果。

口蘑中含有的膳食纤维，可促进排毒、防止便秘，降低体内胆固醇和脂肪，调节血脂，而血脂异常是引起动脉粥样硬化，造成冠心病和脑血管疾病的首要因素。

食用建议

建议癌症、心血管系统疾病、肥胖、便秘、糖尿病、肝炎、肺结核、软骨病患者常食。肾病患者不宜食用。

茄汁马蹄烧口蘑

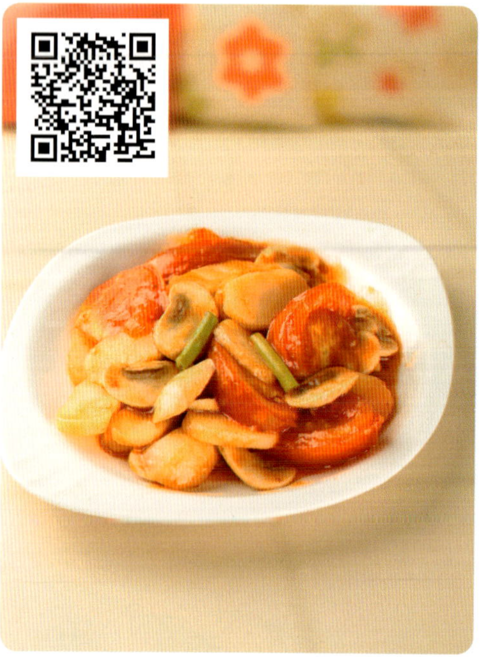

材料 口蘑（鲜）100克，马蹄100克，西红柿95克，蒜末、葱段各少许

调料 番茄汁10克，水淀粉5毫升，盐、鸡粉、食用油各适量

做法

①口蘑、马蹄切片；西红柿切小块。

②清水烧开，放入食用油，口蘑、马蹄，煮1分钟，捞出，沥干，备用。

③用油起锅，放蒜末、葱段爆香，倒入西红柿、口蘑、马蹄翻炒，加盐、鸡粉、番茄汁、水淀粉炒匀即可。

能量计算 热量：444千焦，糖类：51.2克，蛋白质：40.9克，脂肪：3.7克。

西瓜皮

清热利尿、降低血压

热量：100千焦/100克
性味：性凉，味甘
归经：心、膀胱经

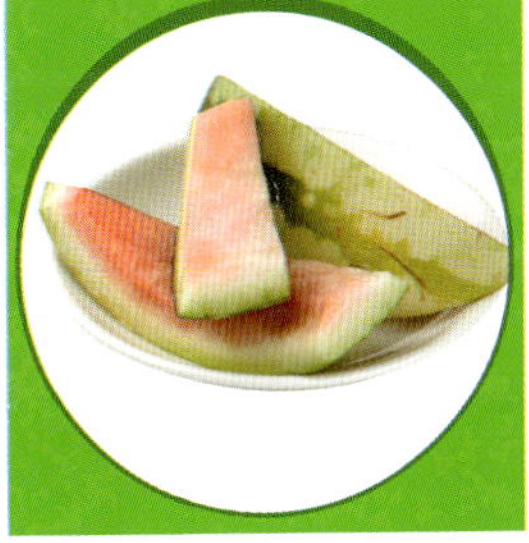

降压原理

西瓜皮中含有的维生素C能促进人体合成氮氧化物，氮氧化物具有扩张血管的作用，从而有助于降低血压。还可以防止自由基造成的退化效应，防止血液中脂质过氧化连锁反应的发生，避免大分子的脂质聚合物沉积在血管壁而出现血管的硬化和阻塞，从而有效地降低血脂，减轻和预防心血管疾病。

西瓜皮中所含的瓜氨酸能增进尿素形成，具有利尿作用，可以用以治疗心脏及肾脏性水肿、肝病黄疸及糖尿病。此外还有解热、促进伤口愈合以及促进人体皮肤新陈代谢的功效。西瓜皮还具有降糖效果，适合高血压并发糖尿病患者食用。

食用建议

痤疮、小便短赤、水肿、口舌生疮等患者可常食。中寒湿盛者忌用。

糖醋西瓜翠衣

材料 西瓜皮300克，枸杞、蒜末各少许

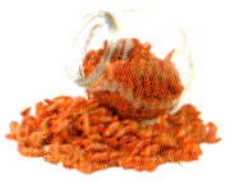
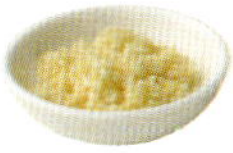

调料 盐2克，白糖4克，米醋4毫升，芝麻油2毫升

做法

①将西瓜皮去硬皮切成丝，装入碗中，放入蒜末、盐、白糖、米醋，拌匀，倒入芝麻油，拌匀调味。

②将拌好的食材盛出，装入盘中，放上枸杞装饰即成。

能量计算 热量：326千焦，糖类：18克，蛋白质：1.5克，脂肪：5.6克。

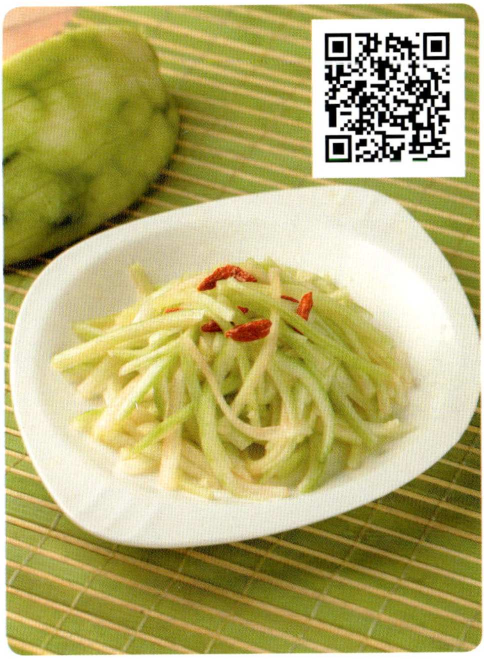

蓝莓

改善血液循环、降压降脂

热量：239千焦/100克

性味：性平、味酸甘

归经：心经

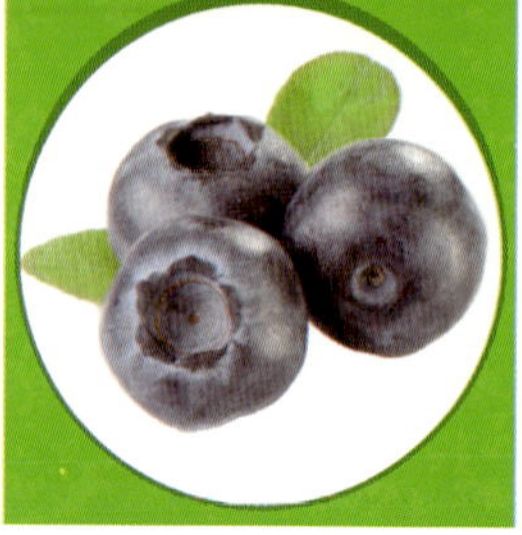

降压原理

蓝莓中的花色苷可以强化毛细血管，从而改善血液循环、降低血压；减弱血小板的黏滞性，防止血凝块产生；降低血脂。其强抗氧化性可抗自由基、延缓衰老、防止细胞的退行性改变，对于抑制血小板聚集，预防大脑病变、动脉硬化等病症具有一定的效果。

蓝莓中含有非常高的花色苷，对人体的眼睛具有很好地保养作用，它可以缓解眼睛疲劳、改善视力。另外，蓝莓中丰富的维生素C具有预防癌症，抵抗心脏病的功效。蓝莓果胶丰富，可以稀释人体脂肪，保护人体心脑血管的健康。

食用建议

建议心脏病、白内障、夜盲症、糖尿病、高脂血症患者以及用眼过度、免疫功能欠佳、皮肤粗糙、有细纹或长斑的人士常食。腹泻的人群不宜食用。

蓝莓雪梨汁

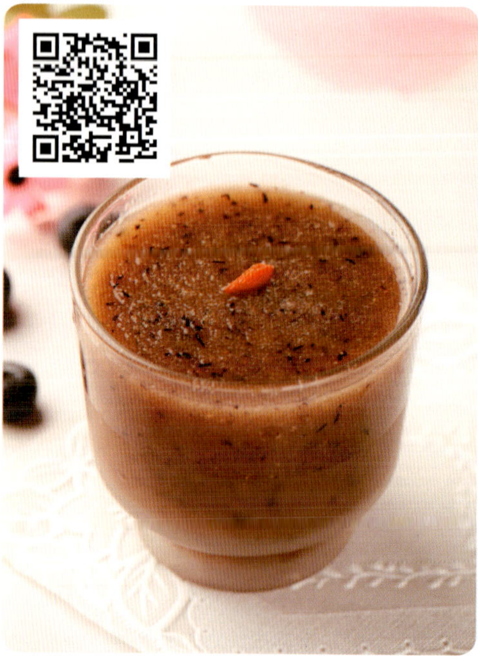

材料 蓝莓70克，雪梨150克，蜂蜜10毫升

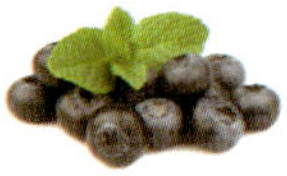
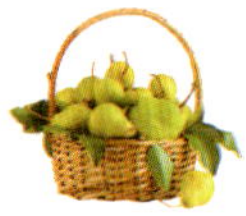
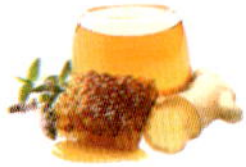

做法

①雪梨切成小块，备用。

②取榨汁机，倒入雪梨、蓝莓、水，榨取果汁。加入蜂蜜，拌匀，把榨好的果汁倒入杯中即可饮用。

能量计算 热量：720千焦，糖类：47.2克，蛋白质：2.3克，脂肪：0.3克。

香蕉

保钾排钠、降压、调整糖脂代谢

热量：105千焦/100克

性味：性寒、味甘

归经：归脾、胃经

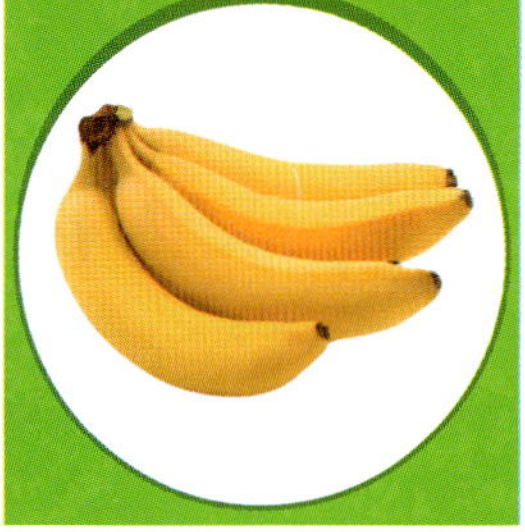

降压原理

香蕉中含有丰富的钾，可以降低机体对钠盐的吸收，防止损坏血管，有降血压的作用；香蕉中含有血管紧张素转化酶抑制物质，也可以起到抑制血压升高的作用；其含有的镁能减轻血压突然改变对血管造成的压力。

香蕉中的膳食纤维具有调整糖类和脂类代谢的作用，降糖降脂。香蕉具有清热、通便、解酒、降血压、抗癌之功效，可促进胃肠蠕动，预防便秘。香蕉还富含钾，有利水减肥、降压的作用，适合高血压并发肥胖症、高脂血症的患者食用。香蕉富含维生素，可增强高血压、高脂血症患者抵抗力。

食用建议

大便干燥、痔疮、肛裂、大便带血、癌症、上消化道溃疡、肺结核、顽固性干咳、饮酒过量而酒醉未解者，以及高血压、冠心病、动脉硬化的患者可常食。

百合香蕉饮

材料 鲜百合85克，香蕉100克

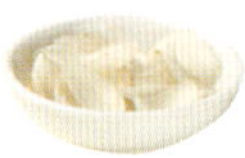

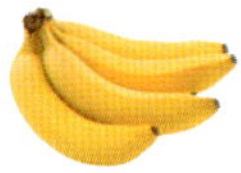

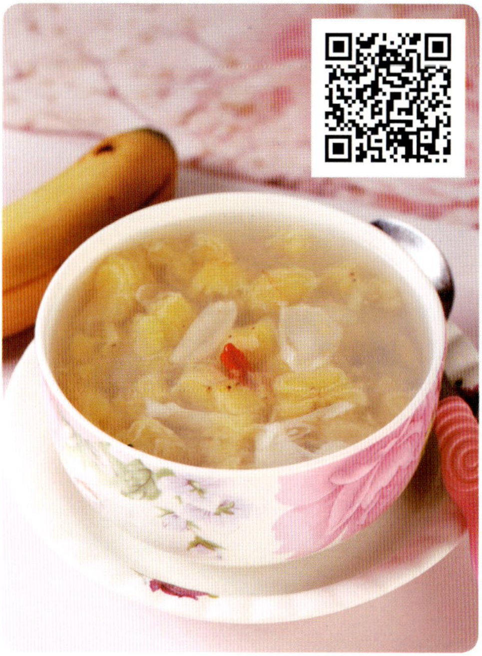

调料 冰糖适量

做法

①香蕉切小块。

②锅中注清水烧开，倒入百合、香蕉，烧开后用小火煮至熟。放入冰糖，煮至溶化。

③关火后盛出即可食用。

能量计算 热量：957千焦，糖类：54.9克，蛋白质：3.2克，脂肪：0.4克。

番石榴

扩张血管、降压、调整糖脂代谢

热量：46千焦/100克
性味：性温，味甘涩
归经：归大肠经

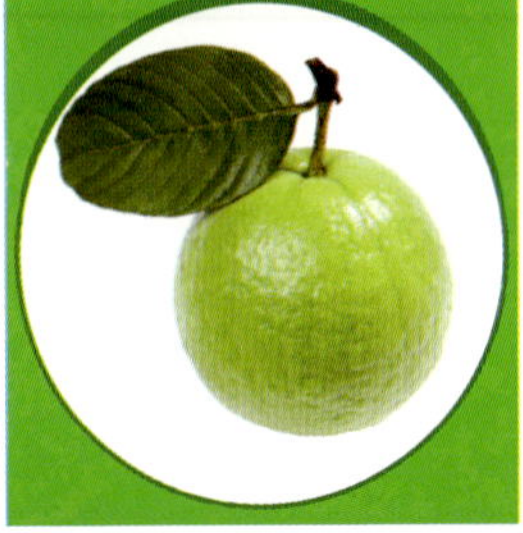

降压原理

番石榴富含维生素C，可促进人体合成氮氧化物，氮氧化物具有扩张血管的作用，从而有助于降低血压。经动物和临床实验证明番石榴能调整糖、脂代谢，有降糖作用，并有一定的降压降脂作用。此外，它还可减少产生普通感冒病、牙龈发肿、高血压、肥胖症、糖尿病及癌症的风险。实验表明，糖尿病患者经常食用番石榴，对于病症的减轻有明显的辅助治疗作用，可以控制高血压并发糖尿病的发展。番石榴常吃能美容养颜，补充人体所需的各种营养成分、改善人体消化系统、提高人体免疫力并治疗一些身体疾病等作用。

食用建议

特别适合高血压、高脂血症、糖尿病、肥胖症等患者常食。儿童及有便秘习惯或有内热的人不宜多吃。肝热的人应慎防便秘，因为番石榴具有收敛止泻作用。

番石榴菠萝雪梨沙拉

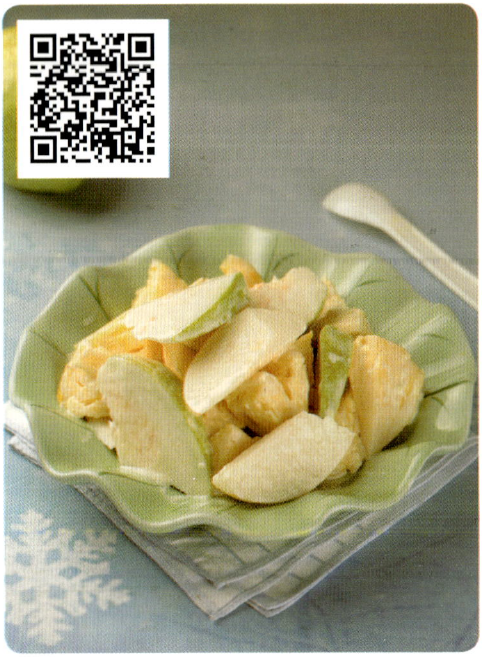

材料 番石榴90克，雪梨100克，菠萝180克

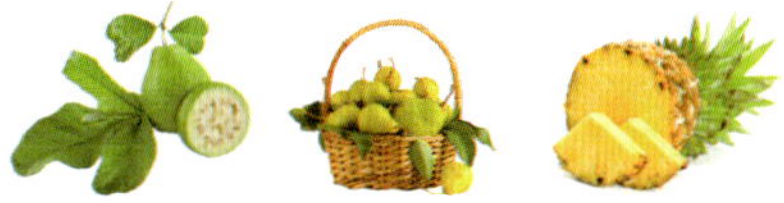

调料 沙拉酱25克

做法

①雪梨、番石榴、菠萝肉切小块。

②将水果装入碗中，放入沙拉酱，拌匀盛出，装入盘中即成。

能量计算 热量：1539千焦，糖类：54.2克，蛋白质：2.9克，脂肪：21.1克。

鲫鱼

降低血液黏稠度、降压减脂

热量：3813千焦/100克

性味：性平、味甘

归经：脾、大肠经

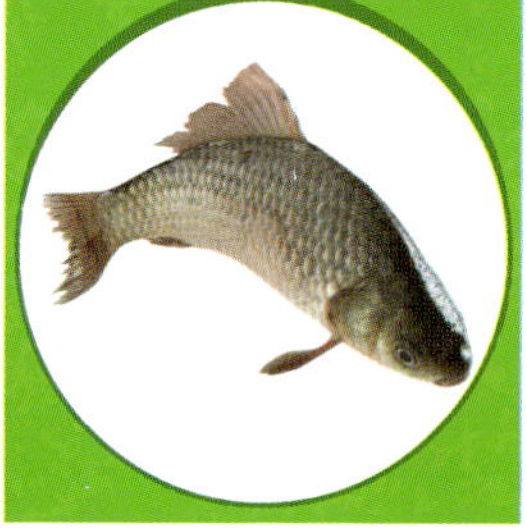

降压原理

鲫鱼所含的蛋白质质优，氨基酸种类较全面；含有少量的脂肪，多由不饱和脂肪酸组成；含糖量较高，多由多糖组成；还含有丰富的卵磷脂，对心血管有利。鲫鱼是心脑血管疾病患者的良好蛋白质来源，常食可增强抗病能力。鲫鱼油有利于心血管的功效，主要是通过其降低血液黏度，促进血液循环，从而起到降压减脂的作用。

鲫鱼中所含的蛋白质属优质蛋白，可增加高血压并发糖尿病患者机体的免疫力，有助于控制血糖。鲫鱼所含的氨基酸可以降低血液黏稠度，降低高血压、高脂血症患者并发心脑血管病的发病率。

食用建议

建议慢性肾炎水肿、肝硬化腹水、营养不良性水肿、孕妇产后乳汁缺少，以及脾胃虚弱、饮食不香痔疮出血、慢性久痢等病症患者食用。感冒及高脂血症患者不宜食用。

豆腐紫菜鲫鱼汤

|材料| 鲫鱼300克，豆腐90克，水发紫菜70克，姜片、葱花各少许

|调料| 盐3克，鸡粉2克，料酒、胡椒粉、食用油各适量

|做法|

①豆腐切小方块装入盘中，待用。

②油起锅，加姜片，爆香，放入鲫鱼，煎至其呈焦黄色。加料酒、清水、盐、鸡粉，烧开，再煮至熟。加豆腐、紫菜、胡椒粉，煮至食材熟透。

③把鲫鱼盛入碗中，倒入汤，撒上葱花即成。

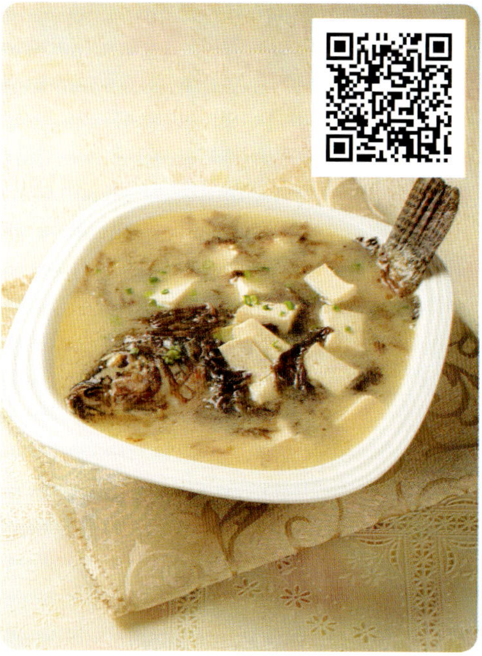

能量计算 热量：2386千焦，糖类：54.3克，蛋白质：79.1克，脂肪：15.3克。

虾

限制钠内流、降压降脂

- 热量：389千焦/100克
- 性味：性温、味甘咸
- 归经：归脾、肾经

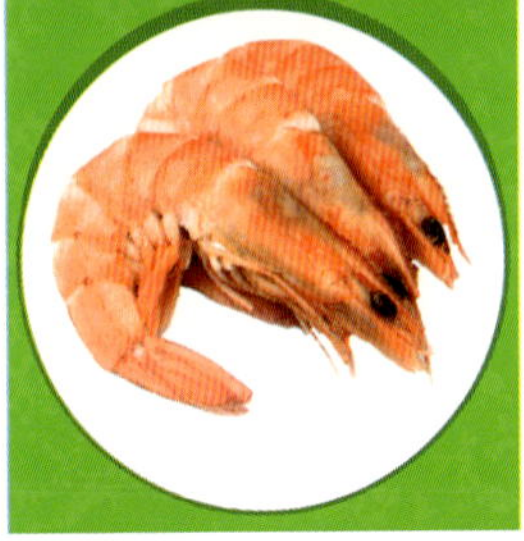

降压原理

虾富含蛋白质、脂肪、维生素B_1、维生素B_2、烟酸以及钙、磷、铁、硒等矿物质。除了具有稳定血管平滑肌细胞膜的钙通道，激活钙泵，泵入钾离子，限制钠内流，还能减少应激诱导的去甲肾上腺素的释放，从而起到降压降脂的作用。虾营养丰富，且其肉质松软，易消化，对身体虚弱以及病后需要调养的人是滋补佳品，其所含的微量元素硒能有效预防癌症。虾中含有丰富的镁元素，镁对心脏活动具有重要的调节作用，能很好地保护心血管系统，可减少血液中的胆固醇含量，对于预防动脉硬化及心肌梗死有一定的食疗作用。

食用建议

适用于肾虚阳痿、男性不育症、小儿麻疹、水痘患者，孕妇及中老年人缺钙所致的小腿抽筋者常食。

虾菇油菜心

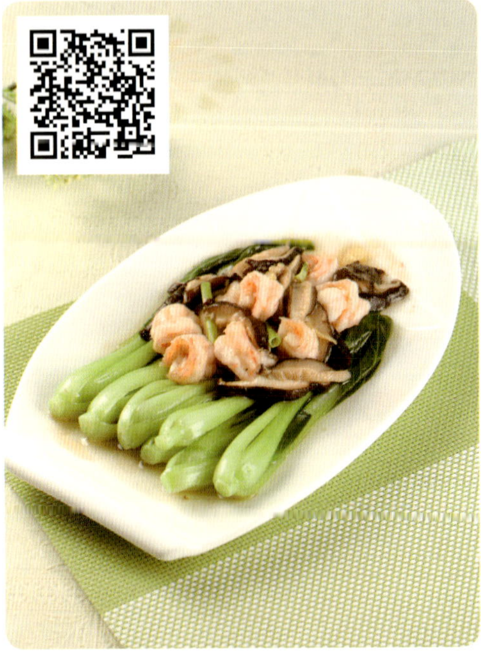

材料 小油菜100克，鲜香菇60克，虾仁50克，姜片、葱段、蒜末各少许

调料 盐、鸡粉各3克，料酒3毫升，水淀粉、食用油各适量

做法

①虾仁去虾线，加少许盐、鸡粉、水淀粉，腌渍入味；清水烧开，放入小油菜、香菇，煮至断生，捞出。

②用油起锅，加姜片、蒜末、葱段、香菇、虾仁、料酒，翻炒至虾身呈淡红色，加盐、鸡粉调味。

③盘中摆小油菜，盛出炒好的食材即成。

能量计算 热量：632千焦，糖类：6.2克，蛋白质：8.8克，脂肪：10.2克。

猕猴桃炒虾球

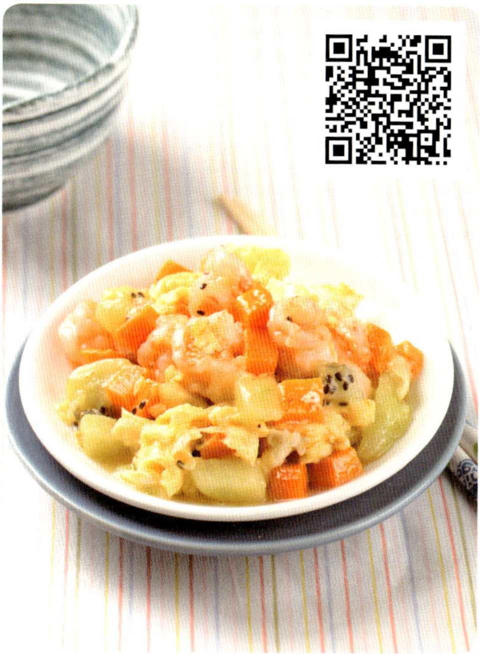

|材料| 猕猴桃60克，鸡蛋1个，胡萝卜70克，虾仁75克

|调料| 盐、水淀粉、食用油各适量

|做法|

①猕猴桃、胡萝卜切丁；虾仁去虾线，加少许盐、水淀粉，腌渍入味。鸡蛋打散，加少许盐、水淀粉，调匀。

②清水烧开，放胡萝卜，煮至断生，捞出。油烧至四成热，倒入虾仁，炸至转色捞出。锅底留油，倒入蛋液，炒熟，盛出装入碗中，待用。

③油起锅，加胡萝卜、虾仁、鸡蛋、盐、猕猴桃、水淀粉，翻炒即可。

能量计算 热量：1197千焦，糖类：15.3克，蛋白质：13.6克，脂肪：10.3克。

西芹腰果虾仁

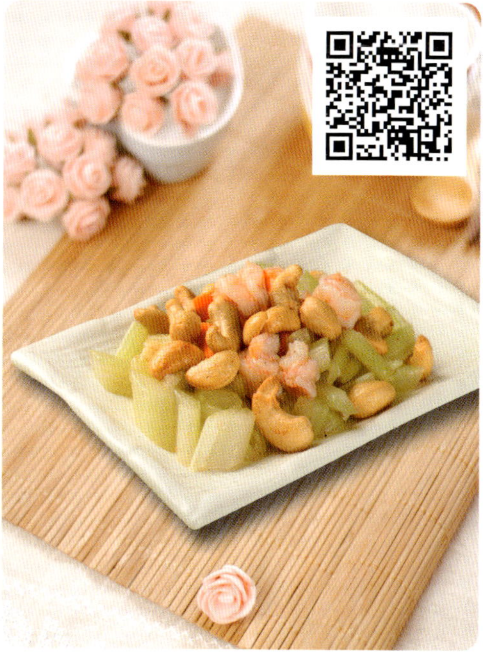

|材料| 西芹90克，虾仁60克，胡萝卜45克，腰果35克，姜片、蒜末、葱段各少许

|调料| 盐2克，料酒3毫升，水淀粉、食用油各适量

|做法|

①将洗净的西芹和胡萝卜切小块。洗好的虾仁去除虾线，装碗中腌渍10分钟。

②将胡萝卜、西芹分别焯水后捞出。

③油锅烧至四成热，放腰果略炸。锅底留油，倒入虾仁翻炒。放入其余材料和调味料翻炒。盛出后撒上腰果即成。

能量计算 热量：1076千焦，糖类：23.5克，蛋白质：13.5克，脂肪：13.4克。

蛤蜊

降低胆固醇、降压降脂

- 热量：260千焦/100克
- 性味：性寒、味咸
- 归经：肾、肺、肝经

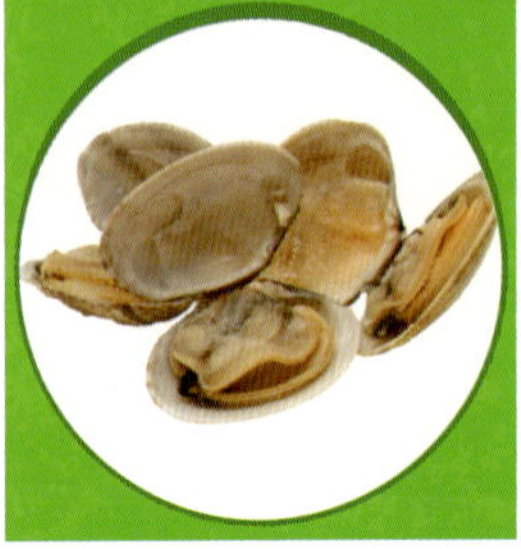

降压原理

蛤蜊肉中含一种具有降低血清胆固醇作用的代尔太7—胆固醇和24—亚甲基胆固醇，它们兼有抑制胆固醇在肝脏合成和加速排泄胆固醇的独特作用，从而使体内胆固醇下降，降低血压、血脂。它们的功效比常用的降胆固醇的药物谷固醇更强，对高血压、高脂血症患者有益。

蛤蜊的营养特点是高蛋白、高微量元素、高铁、高钙、少脂肪，能防治中老年人慢性病，对高胆固醇、高血脂体质，以及患有甲状腺肿大、支气管炎、胃病等疾病的人尤为适合，可帮助稳定血压、血糖，防止冠状动脉粥样硬化、冠心病、脑血管意外等的发生。

食用建议

建议体质虚弱、营养不良、阴虚盗汗、肺结核咳嗽咯血、高脂血症、冠心病、动脉硬化、淋巴结肿大者常食。脾胃虚寒、经期妇女及产妇不宜食用。

葫芦瓜炒蛤蜊

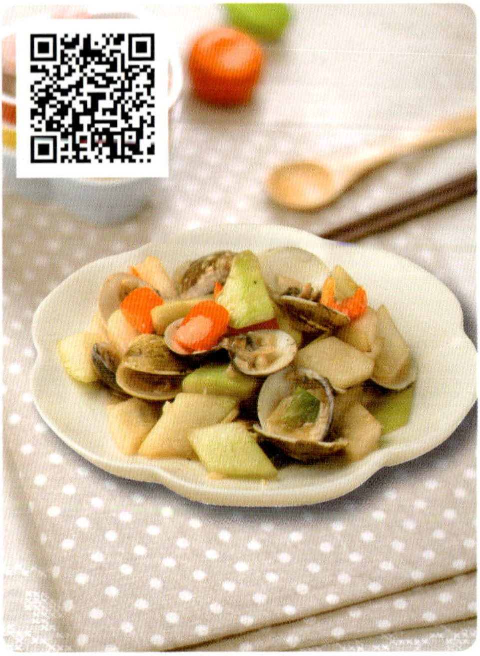

材料 葫芦瓜350克，彩椒45克，蛤蜊230克，蒜末、姜片、葱段各少许

调料 盐2克，鸡粉2克，蚝油10克，料酒10毫升，水淀粉5毫升，食用油适量

做法

①葫芦瓜去皮，切成厚片；彩椒切成小块；蛤蜊去内脏。

②锅中注水烧开，放入葫芦瓜、彩椒，煮半分钟后捞出。把蛤蜊焯后捞出。

③用油起锅，放入姜片、蒜末、葱段爆香。将葫芦瓜、彩椒、蛤蜊倒入锅中，炒熟。加入调料炒匀即可。

能量计算 热量：1209千焦，糖类：30.4克，蛋白质：37.4克，脂肪：2.7克。

蒜香拌蛤蜊

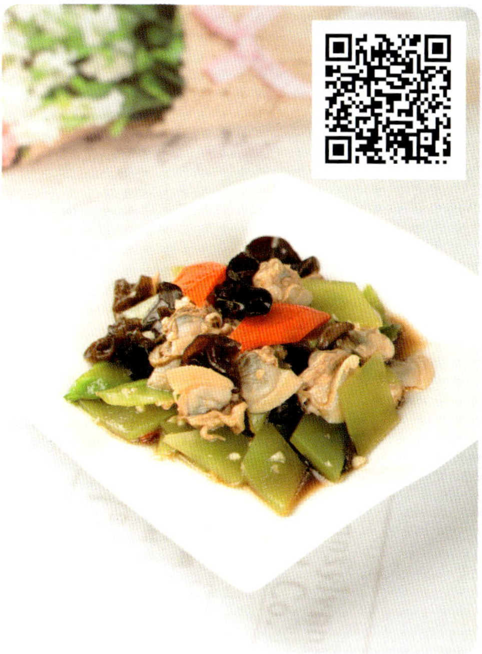

|材料| 莴笋120克，水发木耳40克，彩椒70克，蛤蜊肉70克，蒜末少许

|调料| 盐3克，白糖3克，陈醋5毫升，蒸鱼豉油2毫升，芝麻油2毫升，食用油适量

|做法|

①木耳、莴笋、彩椒切好，备用。

②清水烧开，放入盐、食用油、莴笋、木耳、彩椒、蛤蜊肉，煮半分钟，捞出。把食材倒入碗中，加蒜末、白糖、陈醋、盐、蒸鱼豉油、芝麻油，拌匀。

③将食材装入盘中即可。

能量计算 热量：7159千焦，糖类：12.2克，蛋白质：9.3克，脂肪：11.2克。

蛤蜊苦瓜汤

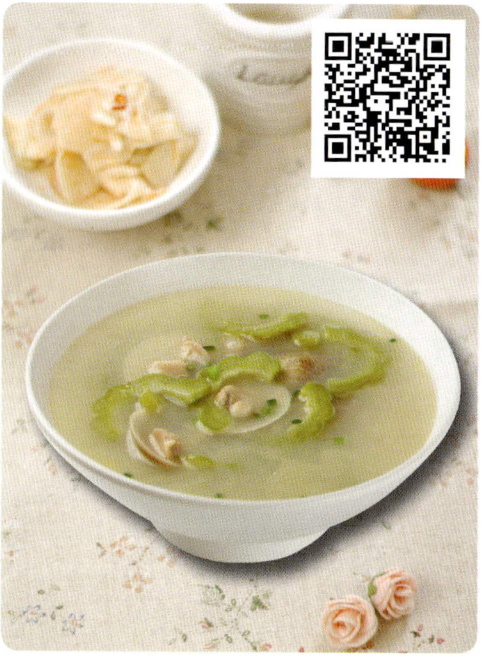

|材料| 蛤蜊300克，苦瓜150克，姜片、葱花各少许

|调料| 盐2克，鸡粉2克，食用油适量

|做法|

①苦瓜切片，蛤蜊去除内脏，备用。

②锅中倒入食用油烧热，放姜片，爆香。倒入苦瓜翻炒片刻，加适量清水，烧开后煮至苦瓜熟软。放入蛤蜊，续煮至食材熟透，加盐、鸡粉，撇去锅中浮沫。

③关火后盛出装入汤碗中，撒上葱花即可食用。

能量计算 热量：1029千焦，糖类：16.5克，蛋白质：31.8克，脂肪：8.3克。

紫菜

利尿消肿、降压降脂

热量：29.3千焦/100克
性味：性寒、味甘咸
归经：归肺经

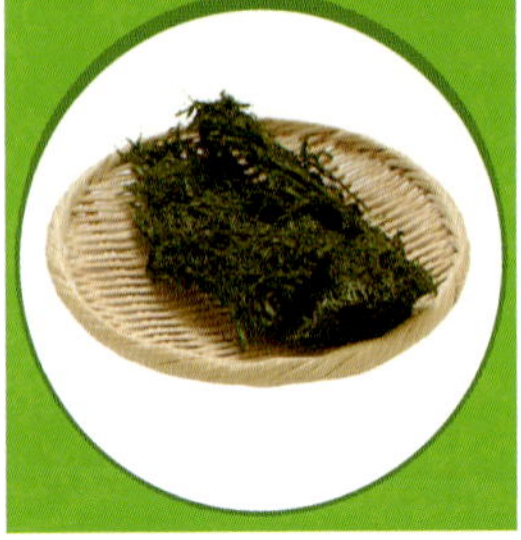

降压原理

紫菜中含有食物纤维——卟啉，可以促进钠的排出，预防高血压。在众多食物当中，紫菜含镁最高，被誉为“镁元素的宝库”，非常适合高血压患者食用。

紫菜不含胆固醇，且脂肪含量很低，适合中老年人食用，其含有的丰富甘露醇是一种很强的利尿剂，有利水消肿的作用，能够保护肝脏。

紫菜还富含碘，可以治甲状腺肿，又可使头发润泽。紫菜中还有的牛磺酸可降低低密度高蛋白，不仅可以稳定血压降低血脂，也可保护肝脏，其含有的EPA能阻止胆固醇在血管壁上沉积，具有降低胆固醇和三酰甘油的作用，可预防动脉粥样硬化和冠心病的发生。

食用建议

建议患有淋巴结核、淋病、胃溃疡、夜盲症、阳痿的患者多食。呼吸系统疾病、甲状腺功能亢进者不宜食用。

紫菜包饭

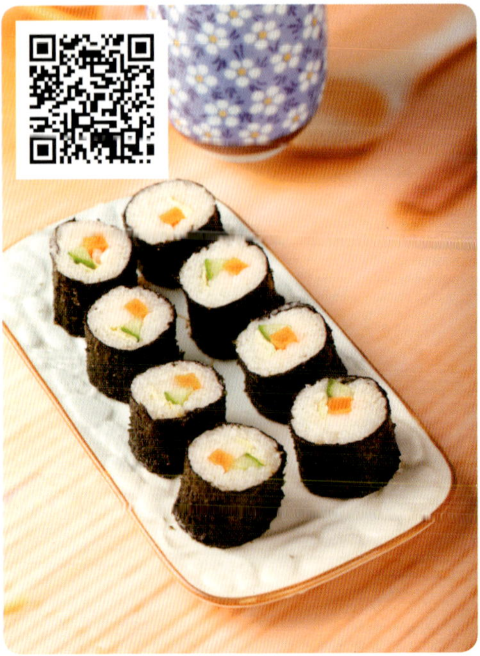

|材料| 寿司紫菜1张，黄瓜120克，胡萝卜100克，鸡蛋1个，酸萝卜90克，糯米饭300克

|调料| 鸡粉2克，盐适量，寿司醋4毫升

|做法|

①黄瓜、胡萝卜切条；鸡蛋打散，放少许盐，入油锅摊成蛋皮，取出切条。

②清水烧开，放鸡粉、盐、油、胡萝卜，煮1分钟；倒入黄瓜，煮至断生，捞出；糯米饭倒入碗中，加寿司醋、盐拌匀。

③竹帘放寿司紫菜，米饭铺开，食材摆好，卷起竹帘，压好，切段即可食用。

能量计算 热量：4211千焦，糖类：114.1克，蛋白质：38.9克，脂肪：46.5克。

紫菜鱼片粥

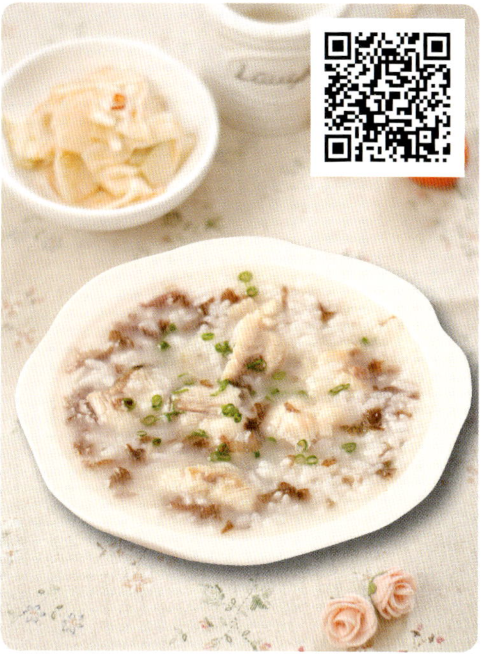

|材料| 水发大米180克，草鱼片80克，水发紫菜60克，姜丝、葱花各少许

|调料| 盐、鸡粉各3克，胡椒粉少许，料酒3毫升，水淀粉、食用油各适量

|做法|

①将草鱼片装盘中，加少许盐、鸡粉，加料酒、水淀粉、食用油腌渍10分钟。

②砂锅中注水烧开，倒入洗净的大米，煮沸后用小火煮约30分钟。倒入紫菜，撒上姜丝，加盐、鸡粉、胡椒粉拌匀。倒入鱼肉片煮熟，撒上葱花即成。

能量计算 热量：3504千焦，糖类：156.8克，蛋白质：52.2克，脂肪：6.4克。

紫菜莴笋鸡蛋汤

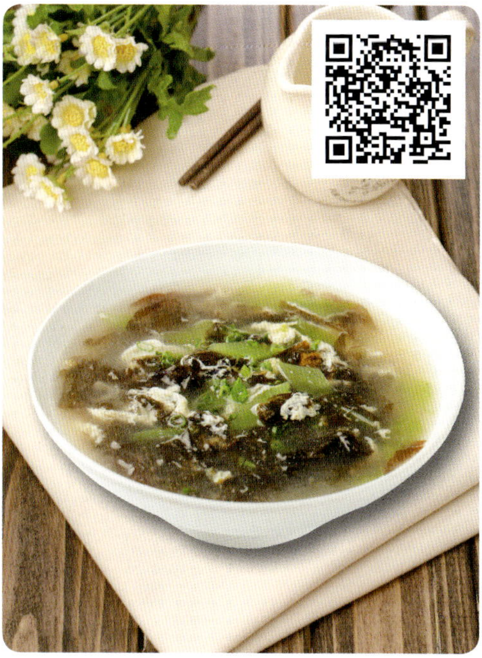

|材料| 莴笋180克，水发紫菜120克，鸡蛋50克，葱花少许

|调料| 盐、鸡粉各2克，胡椒粉、食用油各适量

|做法|

①鸡蛋打散，调成蛋液，莴笋切片。

②锅中注清水烧开，加盐、食用油、鸡粉、莴笋片、胡椒粉，用中火煮至莴笋八成熟。放入紫菜，煮沸。倒入蛋液，略煮片刻，至液面浮现蛋花。

③关火盛出装入汤碗，撒上葱花即成。

能量计算 热量：1030千焦，糖类：28.1克，蛋白质：19.2克，脂肪：9.1克。

鸭肉

降低胆固醇、降低血脂、调节血压

热量：1005千焦/100克

性味：性寒、味甘咸

归经：脾、胃、肾经

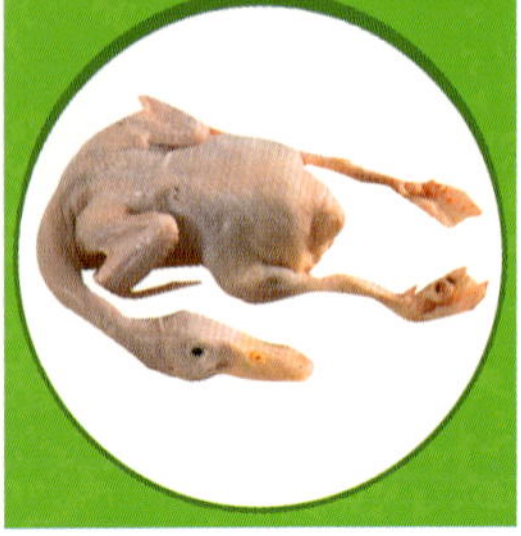

降压原理

鸭肉中的B族维生素能促进能量代谢，同时鸭肉中的不饱和脂肪酸能降低胆固醇，协同起到控制血脂的作用。

鸭肉中含有较为丰富的烟酸，它是构成人体内两种重要辅酶的成分之一，对心肌梗死等心脏疾病患者有保护作用。

鸭肉富含蛋白质、B族维生素、维生素E及铁、铜、锌等微量元素，其饱和脂肪酸、单不饱和脂肪酸、多不饱和脂肪酸的比例接近理想值，对防治心脑血管疾病有益，对于担心摄入太多饱和脂肪酸会形成动脉粥样硬化的高血压人群来说尤为适宜。

食用建议

建议营养不良、上火、水肿、低热、虚弱、食少、女性月经少、大便秘结、癌症、糖尿病、肝硬化腹水、肺结核、慢性肾炎水肿等患者常食。阳虚疲弱患者慎食。

菠萝炒鸭丁

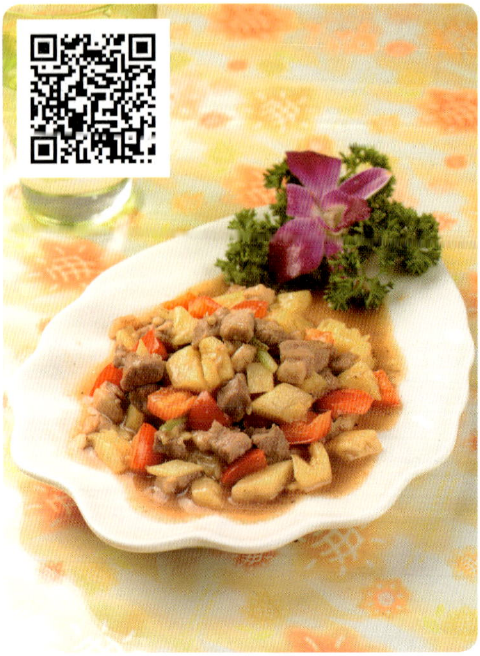

材料 鸭肉200克，菠萝肉180克，彩椒50克，姜片、蒜末、葱段各少许

调料 盐4克，鸡粉2克，蚝油5克，料酒6毫升，生抽8毫升，水淀粉、食用油各适量

做法

①菠萝肉切丁，彩椒、鸭肉切块。

②鸭肉中加生抽、料酒、少许盐、鸡粉、水淀粉、油，腌渍入味。清水烧开，加油、菠萝、彩椒，煮半分钟，捞出。

③用油起锅，加姜蒜葱、鸭块、料酒、蚝油、生抽、盐、水淀粉，翻炒即成。

能量计算 热量：2817千焦，糖类：24.6克，蛋白质：32.1克，脂肪：50克。

滑炒鸭丝

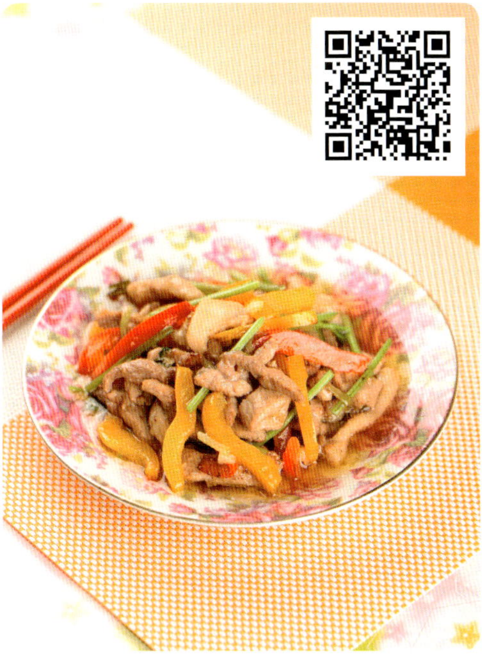

|材料| 鸭肉160克，彩椒60克，香菜梗、姜末、蒜末、葱段各少许

|调料| 盐3克，鸡粉1克，生抽4毫升，料酒4毫升，水淀粉、食用油各适量

|做法|

①彩椒、鸭肉切丝，香菜切段备用。

②鸭肉中，倒入生抽、料酒、少许盐、鸡粉、水淀粉，注食用油，腌渍至入味。

③用油起锅，下蒜末、姜末、葱段，爆香。放鸭肉丝、料酒、生抽、彩椒、盐、鸡粉、水淀粉、香菜段，炒匀，将菜盛出即可食用。

能量计算 热量：1942千焦，糖类：3.4克，蛋白质：25.6克，脂肪：41.6克。

青萝卜陈皮鸭汤

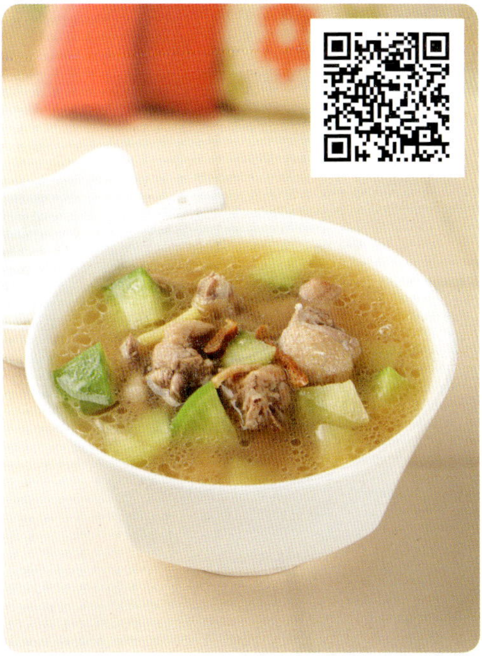

|材料| 青萝卜300克，鸭肉600克，陈皮、姜片各适量

|调料| 盐3克，鸡粉3克，料酒20毫升

|做法|

①青萝卜切丁，鸭肉斩成小块。锅中注清水烧开，倒入鸭块，加适量料酒，煮至沸，焯去血水，捞出，待用。

②清水烧开，放陈皮、姜片、鸭块、料酒，烧开后小火煮20分钟。倒入青萝卜，小火再煮20分钟，放盐、鸡粉。

③将汤料盛出即可食用。

能量计算 热量：6417千焦，糖类：21.3克，蛋白质：96.9克，脂肪：118.8克。

牛奶

降低胆固醇、降低血脂、稳定血压

热量：226千焦/100克
性味：性平、味甘
归经：心、肺、胃经

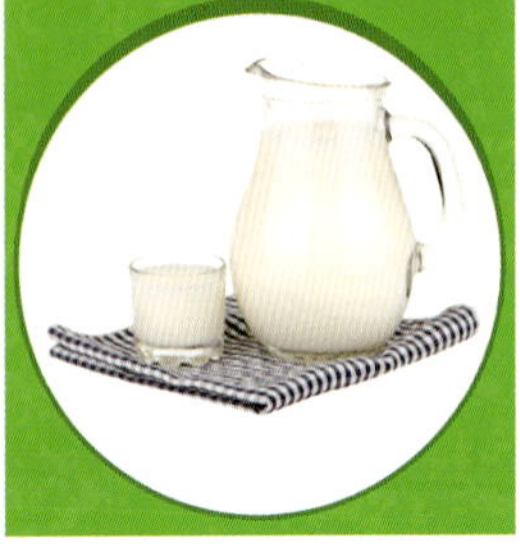

降压原理

牛奶中的钾可使动脉血管在高压时保持稳定，牛奶可保护血管，减少脑卒中风险，牛奶中的镁能使心脏耐疲劳，预防高血压性心脏病的发生。牛奶的脂肪主要是棕榈酸、硬脂酸的甘油酯，也含少量低级脂肪酸及少量卵磷脂、胆固醇、色素等。

牛奶与许多动物性蛋白胆固醇较高相比，牛奶中胆固醇的含量较低。牛奶中某些成分还能抑制肝脏制造胆固醇的数量，使得牛奶还有降低胆固醇、降低血脂的作用。

牛奶中含有丰富的活性钙，而且牛奶中的乳糖能促进人体肠壁对钙的吸收，从而调节体内钙的代谢，维持血清钙浓度，增进骨骼的钙化。

食用建议

适合老年人、少儿、血压偏高者、中等及严重缺钙的人、易怒、失眠者，以及工作压力大的女性食用。胆囊炎、胰腺炎、肝硬化患者慎食。

黑豆花生牛奶

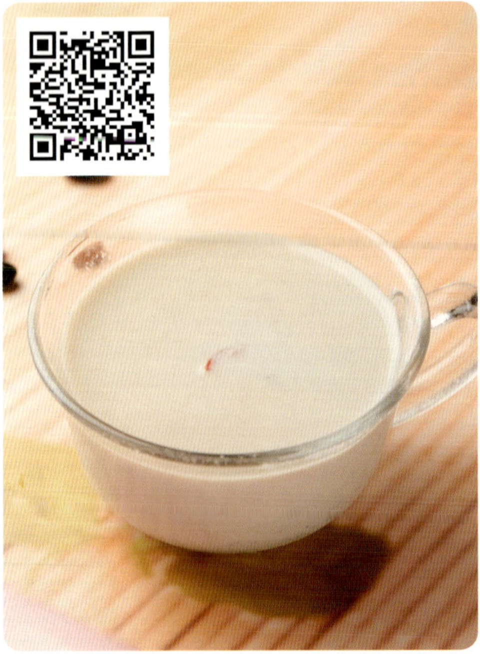

材料 水发黑豆、水发花生米各100克，牛奶150毫升

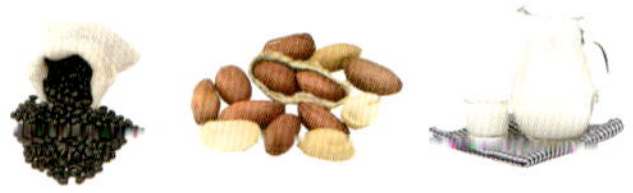

调料 白糖6克

做法

①取榨汁机，倒入黑豆、花生米、水，搅拌至材料成生豆浆。

②锅上火烧热，倒入牛奶、生豆浆，大火煮。待汁水沸腾，加入白糖，续煮至糖分完全溶化，撇去浮沫。

③关火后盛出即成。

能量计算 热量：4390千焦，糖类：66.4克，蛋白质：64.5克，脂肪：64.8克。

奶香燕麦粥

|材料| 燕麦片75克，松仁20克，配方奶粉30克

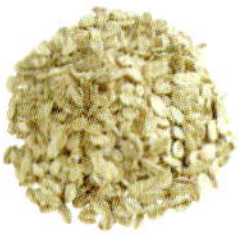

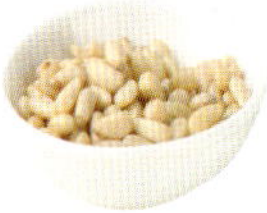

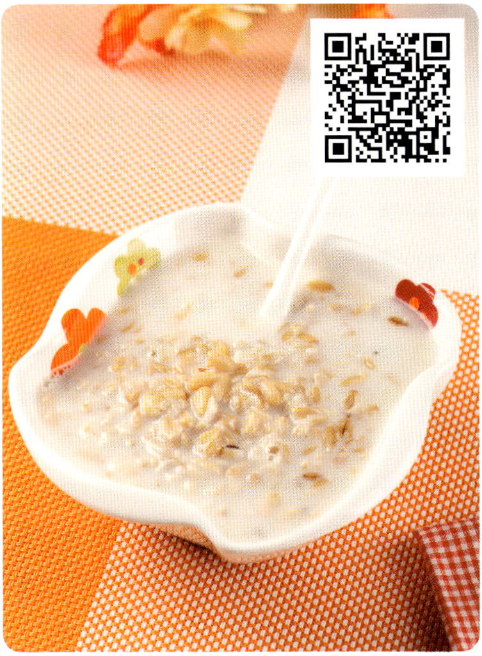

|做法|

①汤锅中注清水，烧开，倒入燕麦片、松仁，用小火煮至食材熟烂。放入配方奶粉，大火煮开。

②把粥盛出即可食用。

能量计算 热量：2373千焦，糖类：69.5克，蛋白质：17.7克，脂肪：26.9克。

牛奶鲫鱼汤

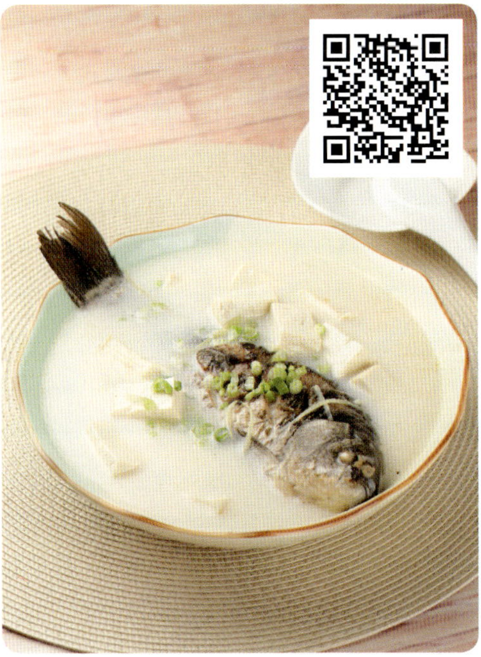

|材料| 净鲫鱼400克，豆腐200克，牛奶90毫升，姜丝、葱花各少许

|调料| 盐2克，鸡粉少许

|做法|

①豆腐切小方块。油起锅，放入鲫鱼，用小火煎至两面断生，盛出装入盘中，待用。

②锅中注清水烧开。加入姜丝、鲫鱼、鸡粉、盐，撇去浮沫，中火煮至鱼肉熟软。放豆腐块、牛奶，小火煮至入味。

③盛出装入汤碗中，撒上葱花即成。

能量计算 热量：933千焦，糖类：25.6克，蛋白质：79.5克，脂肪：21.4克。

菊花

疏风散热、平肝降压

- 热量：1013千焦/100克
- 性味：性微寒
- 归经：归肺、肝经

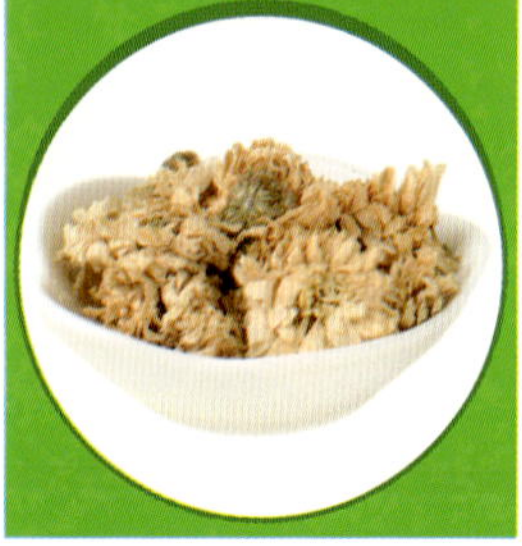

降压原理

菊花具有疏风散热、平肝明目的功效，适用于肝火亢盛型、阴虚阳亢型及肝肾阴虚型高血压，能有效缓解头晕头痛、心烦失眠等症状。

菊花中的菊苷有很好的降压作用，其可显著扩张冠状动脉，增加血流量，有降血压、提高心肌细胞对缺氧耐受力的功效，其中的黄酮有降血脂的作用。

菊花除了有很好的降压作用外，菊花还有疏风、清热、明目、解毒的功效。常用于治疗风热感冒、头痛、眩晕、目赤、心胸烦热、疔疮、肿毒等病症。此外，菊花还有提高胆固醇代谢，预防高脂血症，以及解热、消炎、利尿、抗菌、抗病毒、抗肿瘤等作用。

食用建议

菊花茶适合中老年人饮用。口干目赤、头晕目眩、高血压、头痛、冠心病、眼疾等病症患者可经常饮用。体质虚寒、胃寒者忌饮，青年女性慎饮。

菊花普洱山楂饮

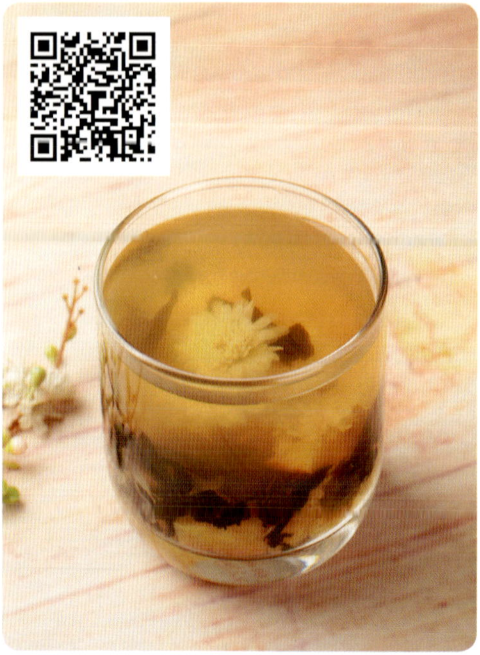

材料 山楂20克，普洱茶叶8克，菊花6克

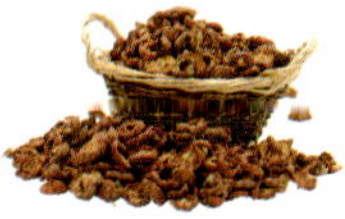

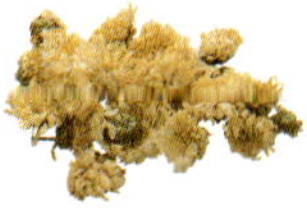

做法

①将山楂切小块，备用。

②锅中注清水烧开，倒入山楂、普洱茶叶、菊花，煮沸后用小火煮约5分钟，至茶水散出香味。

③关火后盛出装入杯中即可饮用。

温馨提示 此品偏寒性，阳虚体质、脾胃虚弱者不宜饮用。

金菊玫瑰花茶

|材料| 金银花5克，玫瑰花4克，菊花3克

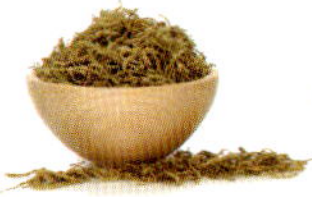
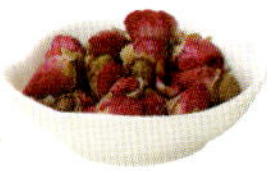
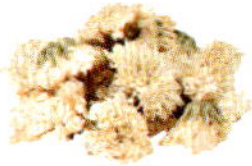

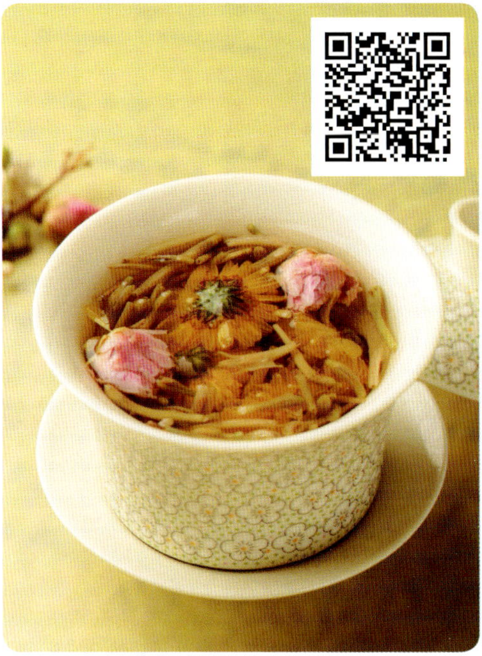

|做法|

①茶杯中放入金银花、玫瑰花、菊花。

②注入开水，冲洗一遍，去除杂质，倒出杯中的热水。杯中再次注入开水，至八九分满，泡约5分钟，至散出清香味。

③另取茶杯，倒入泡好的花茶即可饮用。

温馨提示 脾胃虚寒、腹泻便溏者不宜饮用。

枸杞菊花茶

|材料| 枸杞5克，菊花3克

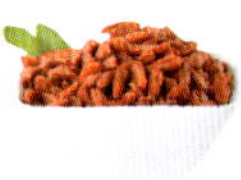
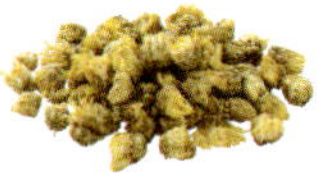

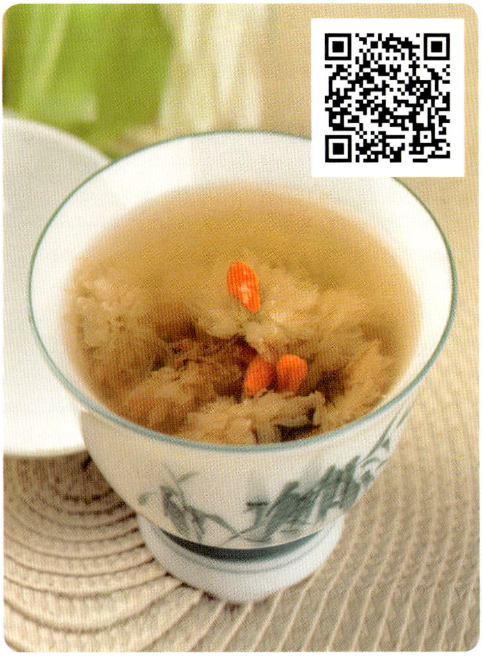

|做法|

①砂锅中注入适量清水烧开，倒入洗净的菊花，搅拌匀，加盖煮沸后用小火炖煮约10分钟，至其散发出花香味。撒上洗净的枸杞，搅拌匀，加盖用小火续煮约3分钟，至食材析出营养物质。

②取下盖，搅拌一会，盛出煮好的菊花茶，装在茶杯中即成。

温馨提示 气虚胃寒、食少泄泻者不宜饮用。

荷叶

清热解暑、降低血压、调节血脂、预防肥胖

性味：性凉、味苦

归经：心、肝、脾经

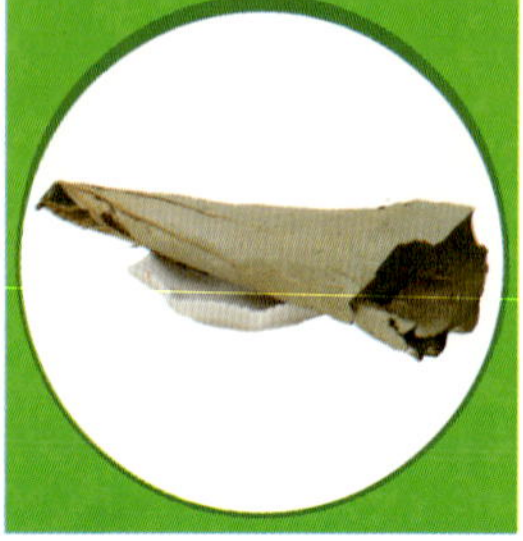

降压原理

荷叶的浸剂和煎剂可扩张血管，清热解暑，有降血压的作用，同时还是减肥的良药。荷叶茶还能明显降低血清中三酰甘油和胆固醇含量，具有调节血脂的保健作用。经常饮用可降血压、降血脂、减肥，防治冠心病、胆炎、胆结石、脂肪肝、肥胖症等。

荷叶茶中的荷叶碱含有多种有效的化脂生物碱，能有效分解体内脂肪，并且强劲排出体外。荷叶碱能强悍密布人体肠壁上，形成一层脂肪隔离膜，阻止脂肪吸收，防止脂肪堆积。常喝荷叶茶可以改善油腻饮食习惯，荷叶茶具有较强的油脂排斥功效而让人对荤腥油腻的食物渐渐产生反感，从而有效预防肥胖。

食用建议

新鲜者善清夏季之暑邪。暑热、头胀胸闷、口渴、小便短赤等患者可常食。

党参荷叶山楂茶

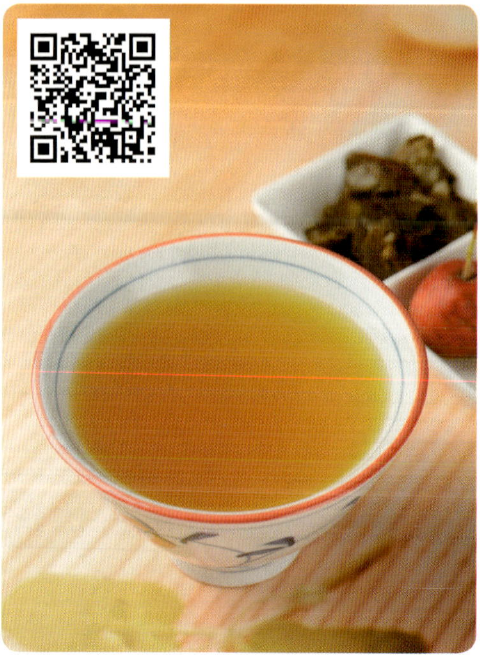

材料 山楂65克，党参10克，决明子15克，干荷叶5克

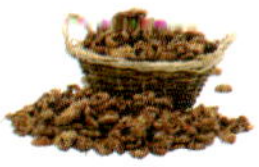
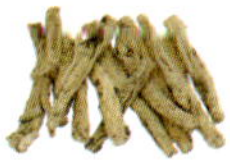
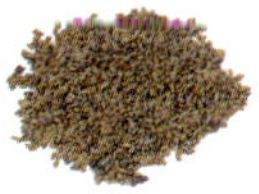

做法

①将山楂切小块，备用。

②清水烧开。放入山楂、党参、决明子、荷叶，拌匀。小火煮约20分钟至其析出有效成分。

③用滤网捞出材料。关火后把药汁盛出，装入碗中即可饮用。

温馨提示 胃酸过多患者不宜食用。

荷叶茶

材料 干荷叶5克，冰糖20克

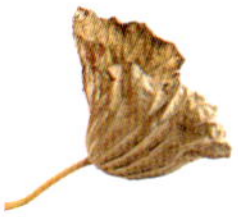
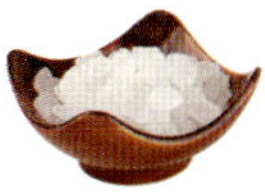

做法

①砂锅中注入适量清水烧开，倒入洗净的干荷叶。

②盖上盖，煮沸后用小火煮约15分钟，至其析出有效成分。揭盖，放入冰糖，搅拌匀，用大火略煮片刻，至冰糖完全溶化。

③盛出煮好的荷叶茶，滤取茶汁，装入茶杯中即成。

温馨提示 胃寒疼痛、体虚气弱者慎食。

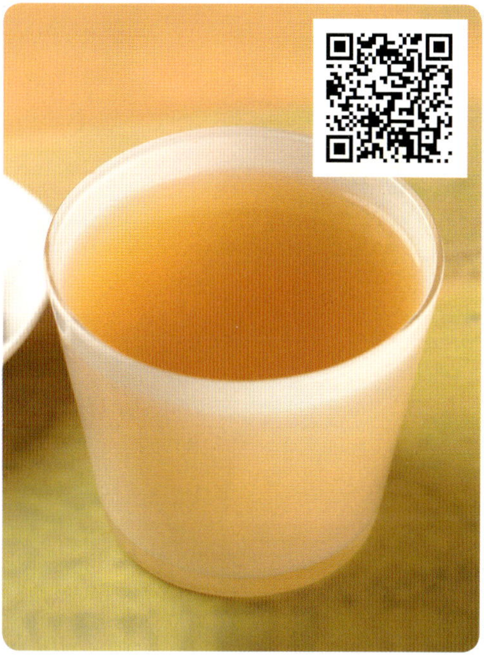

荷叶牛肚汤

材料 牛肚200克，荷叶、桂皮、茴香、姜片、葱花各少许

调料 料酒8毫升，盐2克，鸡粉2克，胡椒粉少许

做法

①牛肚切条。清水烧开，倒入荷叶、桂皮、茴香、姜片、牛肚。

②淋入料酒，拌匀，烧开后用小火煮1小时至食材熟透。

③加入盐、鸡粉、胡椒粉，续煮片刻至食材入味。把煮好的汤料盛出，装入碗中，撒上葱花即可食用。

能量计算 热量：603千焦，蛋白质：029克，脂肪：3.2克。

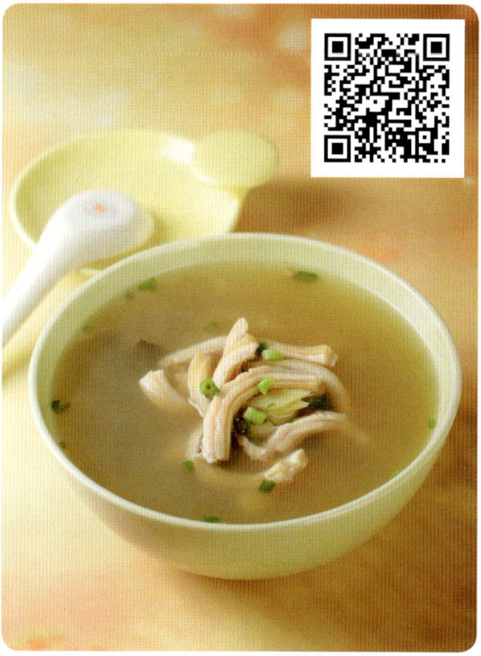

决明子

保肝利胆、降压降脂

性味：甘、苦，微寒。

归经：归大肠经

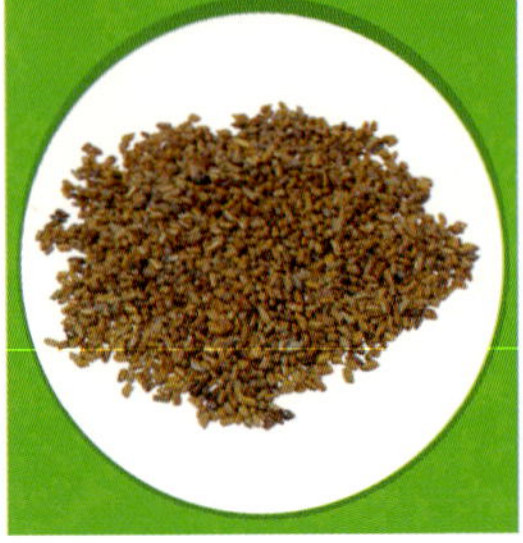

降压原理

决明子含有多种维生素和丰富的蛋白质、脂肪、糖类等，其保健功能日益受到人们的重视。决明子可以清肝明目、防止视力模糊、降血压、降血脂、减少胆固醇等，对于防治冠心病、高血压都有不错的疗效。

此外，决明子茶具有润肠通便的功效，可以治疗大便燥结，帮助顺利排便。决明子所含的决明素不仅有降压效果，还可控制体内血清胆固醇的含量，防止动脉粥样硬化斑块形成。

老年人饮用决明子茶不仅有助于大便通畅，还能起到明目、降压、调脂等保健功能，可预防高血压并发症的发生。

食用建议

肾虚、便秘、体胖、用眼较多者，适宜饮用决明子茶，一般每次5～15克即可。但要注意的是，脾胃虚寒、体质虚弱、大便溏泄等病症患者慎食。

山楂决明子荷叶汤

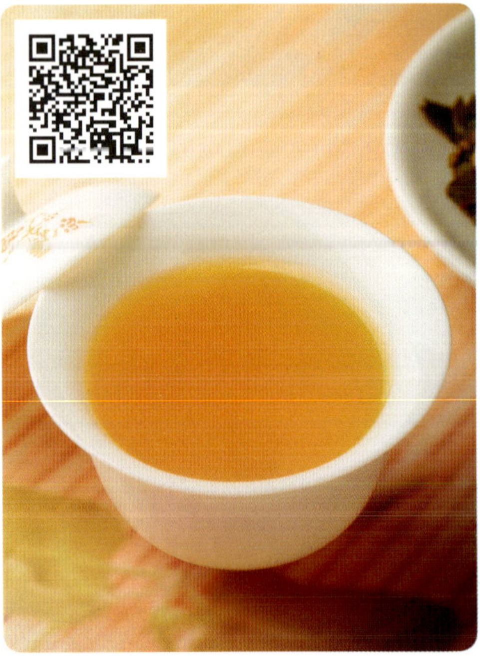

材料 新鲜山楂60克，决明子7克，干荷叶5克

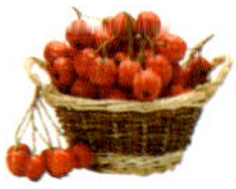

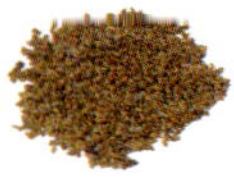

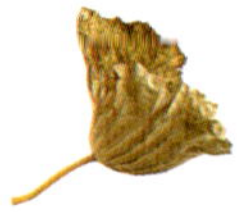

做法

①山楂切开，去核。

②锅中注清水烧开，放入决明子、荷叶、山楂，用小火煮至药材析出有效成分。

③将茶水滤入杯中即可饮用。

温馨提示 脾胃虚寒、体质虚弱、大便溏泄者慎食。

决明子菊花枸杞茶

|材料| 决明子15克，菊花4克，枸杞15克

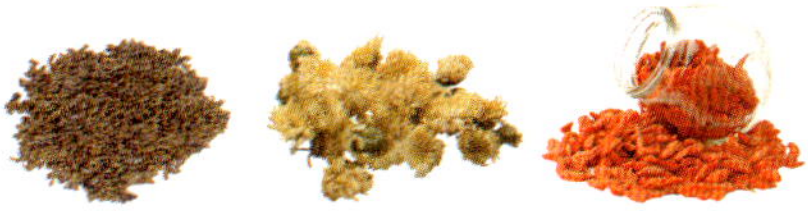

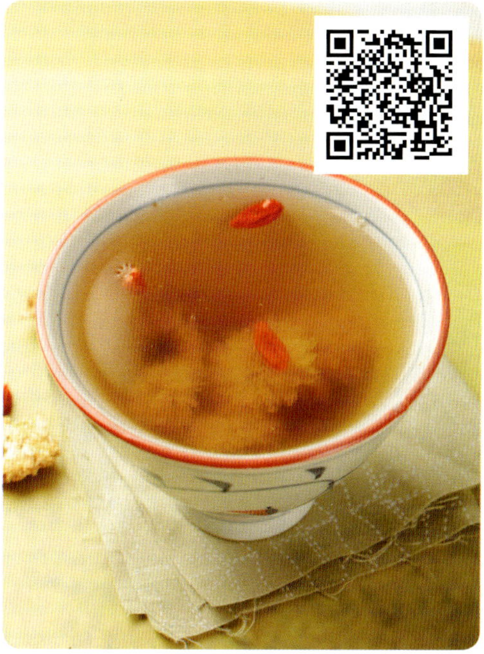

|做法|

①砂锅中注入适量清水烧开，倒入准备好的决明子、菊花、枸杞。

②加盖，烧开后用小火煮5分钟，揭开盖子，略微搅动片刻。

③把煮好的茶汤盛出，装入碗中即可饮用。

温馨提示 脾胃虚寒、体质虚弱、大便溏泄者慎食。

决明子海带汤

|材料| 决明子16克，海带150克

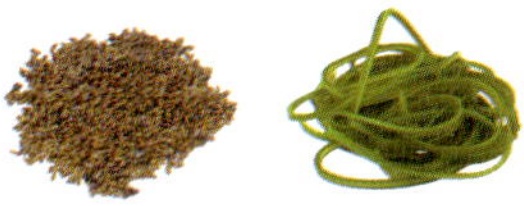

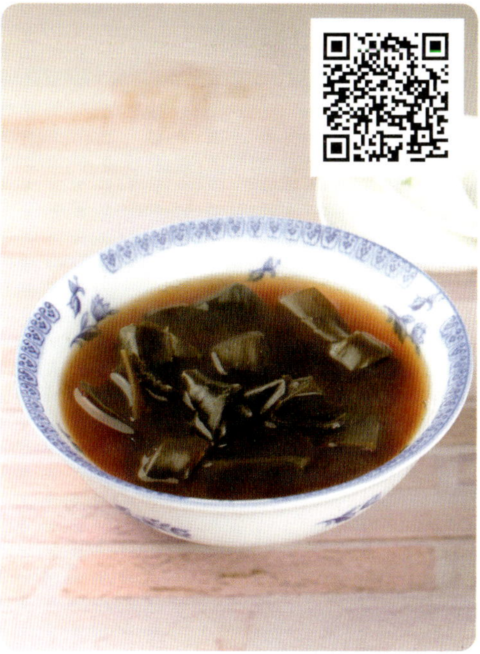

|调料| 盐2克，鸡粉2克

|做法|

①将海带切块，卷成长条状，打成海带结备用。

②砂锅中注清水烧开，倒入决明子、海带结，烧开后小火煮至食材熟透，放入盐、鸡粉，搅匀。

③关火后将汤料盛出即成。

温馨提示 脾胃虚寒、体质虚弱、大便溏泄、孕妇、甲状腺功能亢进患者慎食。

玉米须

清热利尿、降压降脂

性味：性微温，味甘
归经：归膀胱、肝经

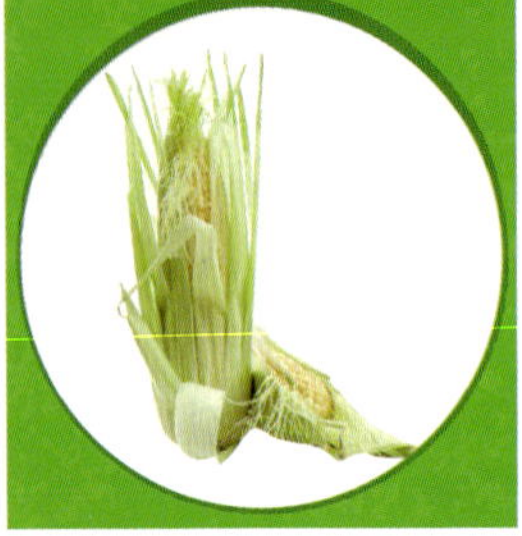

降压原理

玉米须具有降压作用，其降压机制主要是中枢性的，但有人认为主要是扩张末梢小血管的结果。玉米须能对抗肾上腺素的升压效应，因为它有抗过敏作用，所以也可以用于治疗荨麻疹和哮喘等。

玉米须是降血压的良药，玉米须静脉注射煎剂有显著的降压作用，在低浓度时对末梢血管有扩张作用，可预防高血压引起的动脉粥样硬化、脑出血等疾病。

玉米须具有利尿、清热、解毒、平肝、利胆的功效，可治疗肾炎水肿、黄疸型肝炎、胆囊炎、胆结石、吐血、出血、鼻渊、乳痈。

食用建议

建议高血压、糖尿病、黄疸型肝炎、急性肾炎、急慢性肝炎、泌尿系统感染以及吐血、出血、疮疡等症患者常食。

玉米须芦笋鸭汤

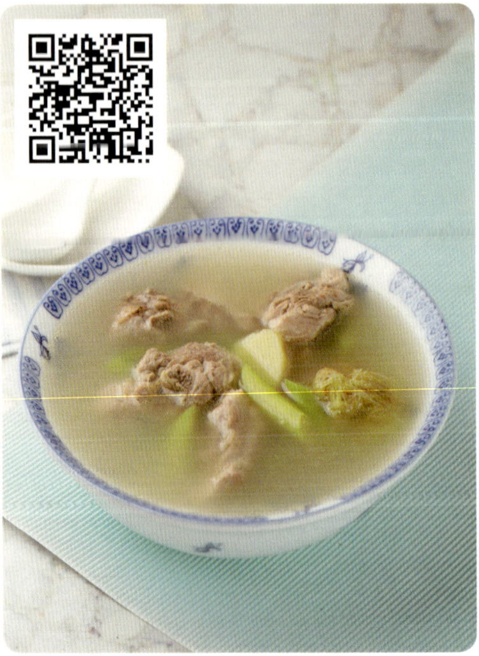

材料 鸭腿200克，玉米须30克，芦笋70克，姜片少许

调料 料酒8毫升，盐2克，鸡粉2克

做法

①芦笋切段，鸭腿斩成小块。锅中注清水烧开，倒入鸭腿块、料酒，焯去血水，捞出，沥干，备用。

②锅注清水烧开，放姜片、鸭腿块、玉米须、料酒，烧开后小火炖至熟。倒入芦笋、鸡粉、盐。

③把汤料盛出即可食用。

温馨提示 阳虚脾弱、外感未清、便泻肠风、痛风患者慎食。

莲子心

扩张外周血管降压、促进脂肪消耗

性味：性平、味甘涩

归经：归心、脾经

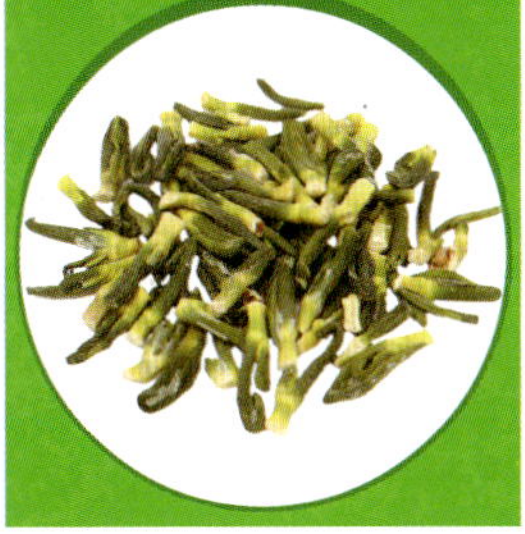

降压原理

从莲子心提出莲心碱结晶，有短暂降压之效，改变为季铵盐，则出现强而持久的降压作用。氧位甲基–莲心碱硫酸甲酯季铵盐对迷走神经节阻滞作用强而持久，但并不是通过迷走神经而致持久降压，主要是释放组织胺，使外周血管扩张，其次与神经因素也有关。

莲子心属于苦寒的食物，能促进身体多消耗一些脂肪，从而达到降脂减肥目的。莲子心味道极苦，却有显著的强心作用，能扩张外周血管，降低血压，预防脑血管意外的发生。莲子心还有很好的去心火的功效，可以治疗口舌生疮，并有助于睡眠。

食用建议

莲子心具有清心去热、涩精、止血、止渴等功效。心衰、心烦、口渴、吐血、遗精、目赤、肿痛等病症患者可常食。不可长期饮用，对身体有较大伤害。

莲子心冬瓜汤

材料 冬瓜300克，莲子心6克

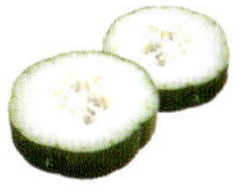

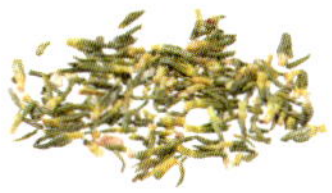

调料 盐2克，食用油少许

做法

①冬瓜切小块，备用。

②锅中注清水烧开，倒入冬瓜、莲子心，烧开后用小火煮至食材熟透。放盐、食用油，拌匀。

③将汤料盛出即可食用。

温馨提示 脾胃虚弱、肾脏虚寒、久病滑泄、阳虚肢冷患者慎食。

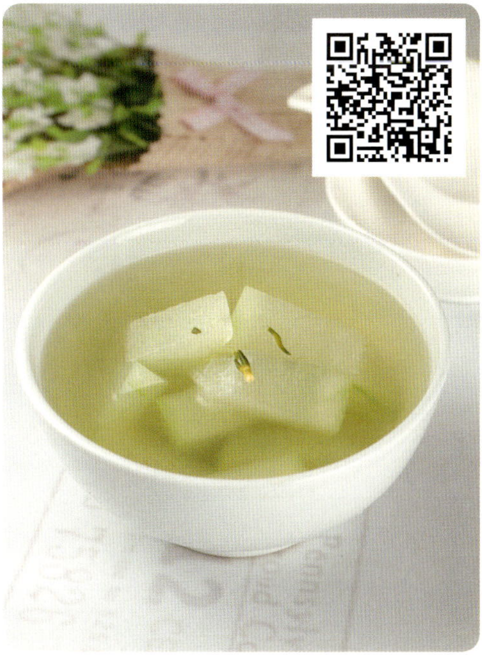

丹参

活血化瘀、降低血压、降低三酰甘油

性味：性微寒、味苦

归经：归心、脾经

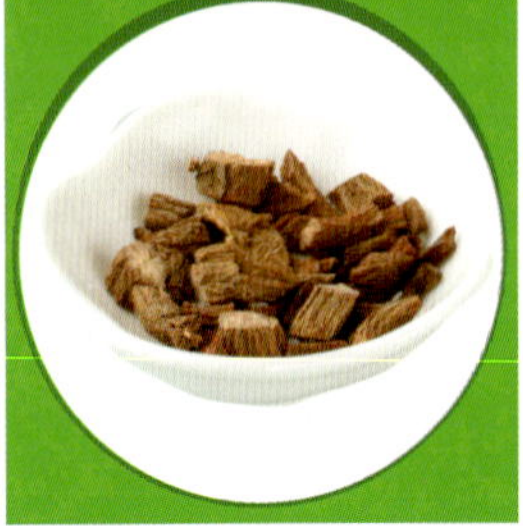

降压原理

丹参片是活血化瘀、理气止痛的中成药，主要用于心绞痛、高血压、颈椎病等病症。丹参中的主要成分丹参酮ⅡA，可扩张血管，降低血压，降低血黏度，减少主动脉粥样斑块体积，使血清总胆固醇、三酰甘油有所降低。

丹参能扩张冠状动脉，增加冠脉流量，改善心肌缺血、心肌梗死和心脏功能，调节心律，扩张外周血管，改善微循环；能提高机体耐缺氧能力；有抗凝血，促进纤溶，抑制血小板凝聚，抑制血栓形成的作用；能降低血脂，抑制冠脉粥样硬化形成；能抑制或减轻肝细胞变性、坏死及炎症反应；可促进肝细胞再生，并有抗纤维化作用。

食用建议

适用于血瘀致月经诸证，以及冠心病、动脉粥样硬化、肝硬化、支气管哮喘、心悸不安、失眠患者食用。

车前子丹参冬瓜皮茶

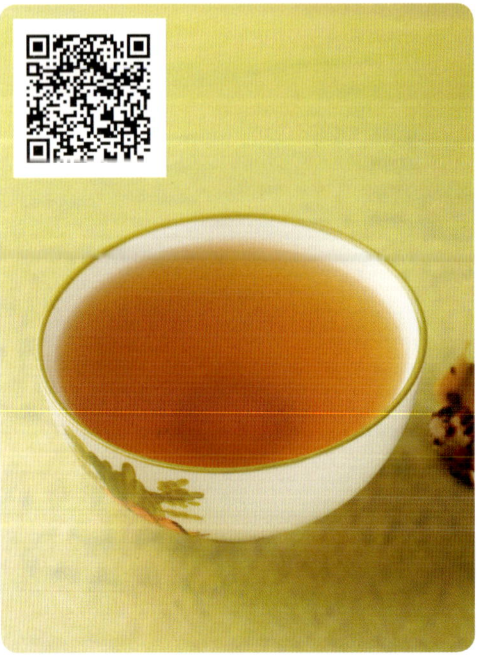

材料 黄芪10克，冬瓜皮10克，车前子10克，丹参10克

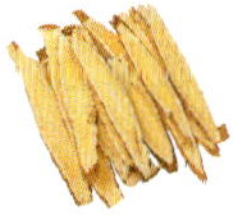

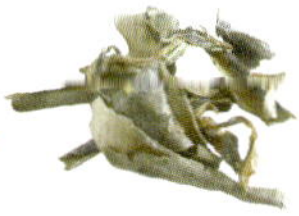

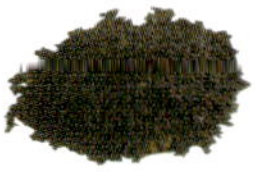

做法

①锅中注清水烧开。

②放入黄芪、冬瓜皮、车前子、丹参，用小火煮至药材析出有效成分，将药材及杂质捞干净。

③将药茶盛出即可食用。

温馨提示 内伤劳倦、阳气下陷、肾虚精滑及内无湿热者慎食。

罗布麻

强心利尿、降压降脂

性味：性凉、味淡
归经：心、肝、肾经

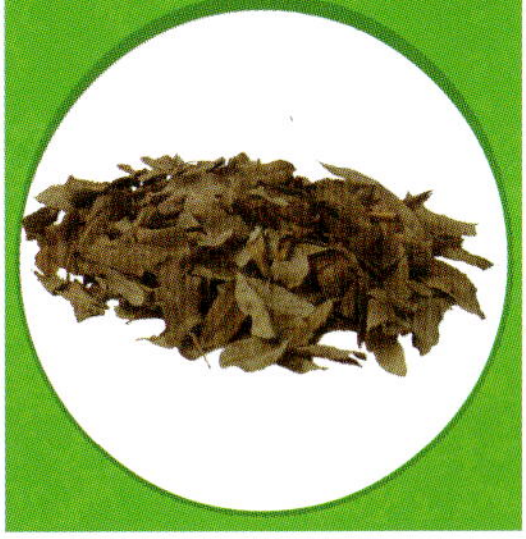

降压原理

罗布麻叶有降血压、降血脂、增加冠状动脉流量的作用，其所含的儿茶素和槲皮素，可保护毛细血管，维持其正常的抵御力，降低血清胆固醇，从而降低血脂，对高血压、高脂血症有较好的疗效，尤其对高血压引起的头晕、头痛、失眠症状有明显改善效果。

罗麻布有较强的降低血脂、调节免疫、抗衰老及抑制流感病毒等作用，对脑动脉硬化、高血压、高血脂、眩晕等病疗效显著。罗布麻还有降脂抗凝，改善血管内皮功能的双重作用，对于预防动脉粥样硬化、高血压、心脏病、高脂血症等都有良好的防治作用，可减少脑血管意外的发生。

食用建议

适用于心脏病、高血压、神经衰弱、肝炎腹胀、肾炎浮肿等患者经常食用。具有降压、强心、利尿、降血脂、抗衰老、抗辐射的作用。

罗布麻降压茶

材料 罗布麻6克，山楂、五味子各5克，冰糖20克

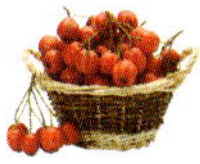

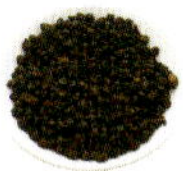

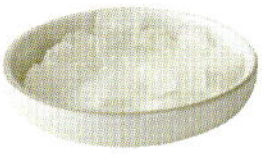

做法

①锅中注清水烧开。

②倒入罗布麻、山楂、五味子，煮沸后用小火煮至其析出有效成分。放入冰糖，用大火续煮至其完全溶化。

③关火后盛出降压茶，滤取茶汁，装入汤碗中即可饮用。

温馨提示 外有表邪、内有湿热、痧疹初发者，以及脾胃虚弱者、孕妇慎食。

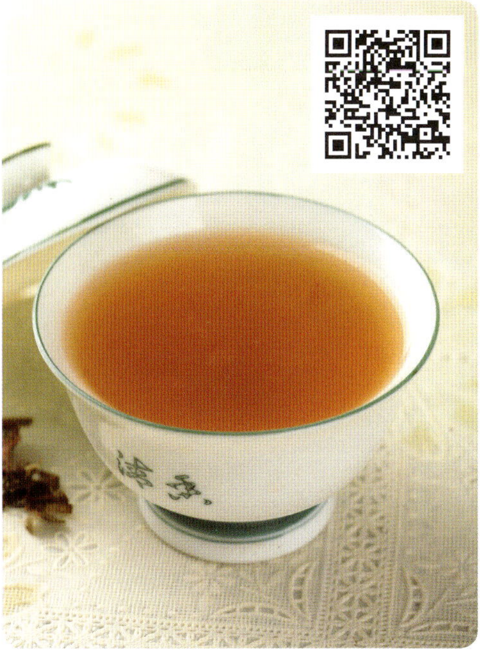

夏枯草

清热解毒、降低血压

性味：辛、苦、寒

归经：归肝、胆经

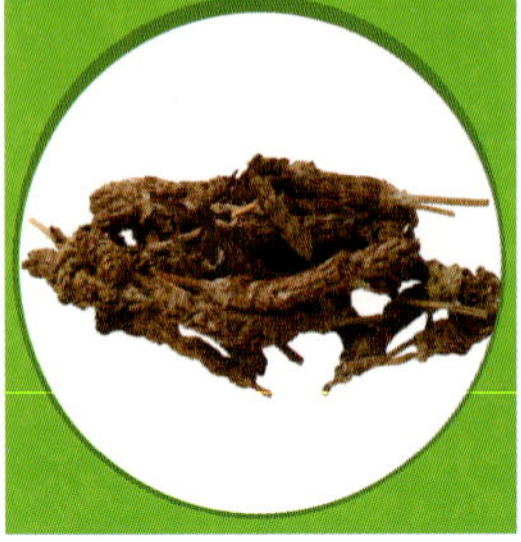

降压原理

夏枯草性寒、味甘、辛、微苦，具有清泄肝火、散结消肿、清热解毒、祛痰止咳、凉血止血的功效，适用于高血压、淋巴结核、甲状腺肿、头目眩晕、口眼歪斜等病症。

夏枯草有降低血压的作用，能扩张血管，其所含芦丁有抗炎作用，并能降低血管通透性，减少脆性，降低肝脂，还有抵制癌细胞的作用。

夏枯草有很强的的利尿作用，有利尿杀菌的功效，对淋病、子宫病有效，并能治疗高血压，能使血压下降，预防高血压病症的发生。

食用建议

淋巴结核、甲状腺肿、乳痈、头目眩晕、口眼歪斜、筋骨疼痛、肺结核、血崩、带下、急性传染性黄疸型肝炎及细菌性痢疾等患者可常食。

夏枯草菊花茶

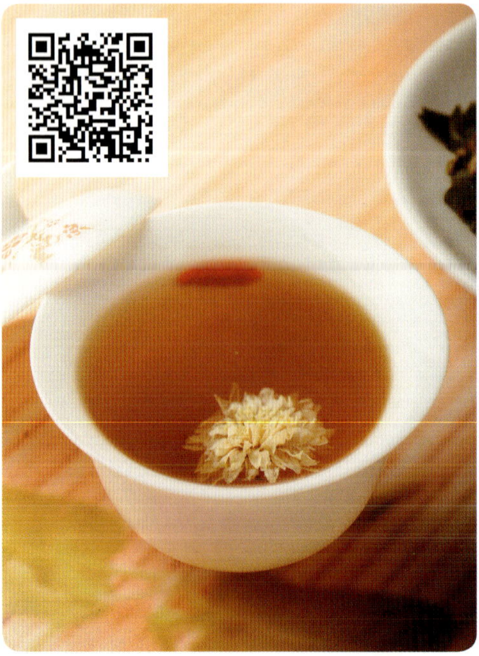

材料 夏枯草8克，菊花4克

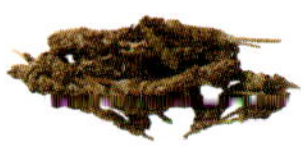

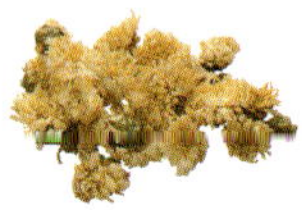

做法

①砂锅中注清水烧开，放入夏枯草、菊花，煮沸后用小火续煮至药材析出有效成分，用滤网捞出药材与杂质。

②关火后盛出茶水，装入茶杯中即可饮用。

温馨提示 体质虚寒、胃寒者忌饮。

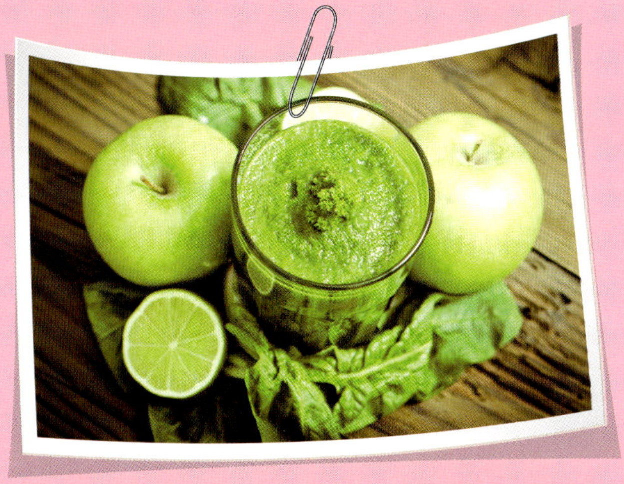

Part 3
吃对食物降血脂

高脂血症的隐匿性很高，往往被人们忽视。大量的临床经验显示，要想治疗高脂血症，首先就应当对高脂血症进行全方位的了解。其次，由于大多数高脂血症的发生都是由于患者的不良饮食习惯引起的，所以防治高脂血症就需要掌握合理有效的饮食方法，从饮食入手，纠正导致血脂升高的不合理的饮食行为。本章将告诉你怎么吃对食物来降血脂。

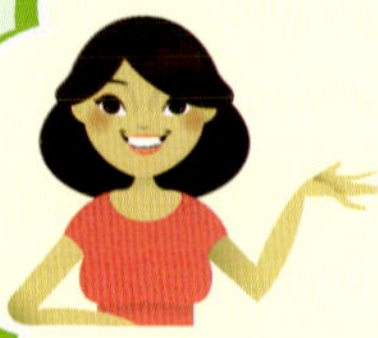

降血脂的黄金饮食原则

高脂血症患者的饮食原则是：既要达到降低血脂的目的，又要使患者获得足够的营养供给，保证身体健康。合理的饮食原则包括以下几个方面。

●控制总热量，坚持低热量饮食

过多的热量摄入，超过了机体的消耗，就会变成脂肪贮存于体内，从而使人发胖。研究证明，肥胖者患高血压、高脂血症、冠心病、糖尿病的概率比体重正常的人高很多。所以高脂血症患者要注意低热量饮食，每天所需摄入的热量以标准体重乘以125.5千焦/千克为准。例如，标准体重为50千克，每日应该摄取的热量即为50×125.5=6275千焦。要达到控制总热量的目的，主要是减少脂肪和糖类的摄入量，蛋白质、维生素和矿物质的摄入量不变。

①减少脂肪的摄入量。如果人体摄取大量的脂肪，多余的脂肪由于没有办法及时消化，就会沉积在体内，使得体内脂肪增多。血液中的脂肪水平升高，就会引发心血管疾病，所以要在饮食中控制脂肪的摄入。

要有效减少脂肪摄入量，最关键就是要减少动物性脂肪，如猪油、肥猪肉、黄油、肥羊、肥牛、肥鸭、鸡皮等食物的摄入。这类食物饱和脂肪酸含量过多，促进胆固醇吸收和肝脏胆固醇的合成，使血清胆固醇水平升高，还可使三酰甘油升高。人类中的脂类大部分从食物中来，所以高脂血症患者饮食应有节制，将脂肪摄取量减至每天热量来源的30%以下，将饱和脂肪摄入量保持在每天热量来源的10%以下。

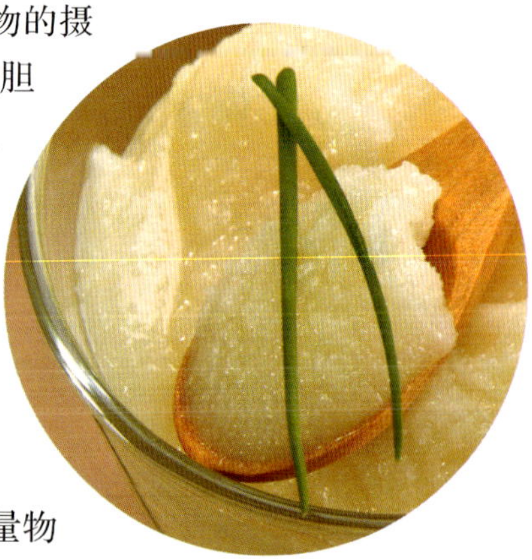

②减少糖类摄入量。糖类是主要的能量物

质，当糖类摄入过多时，就会造成高血糖，而过多的糖类又会在体内转化成脂肪。因此高脂血症患者应当控制糖类的摄入量，保持低热量饮食，以有效控制胆固醇的升高。不要过多吃糖和甜食，因为糖可转变为三酰甘油，加剧高脂血症患者病情。

③适量摄入蛋白质。摄入一定的蛋白质，有利于高脂血症的治疗，蛋白质的来源非常重要，应主要摄取来自牛奶、鸡蛋、瘦肉类、禽类（去皮）、鱼虾

●限制胆固醇的摄入量

虽然饮食对于血液中胆固醇的影响比较小，但是长期进食胆固醇含量高的食物，如动物脑、肾、肝、鱼子、蟹黄等，也会影响体内新陈代谢，使得血液中的胆固醇水平升高，含量增加，从而加剧病情。高脂血症患者胆固醇每天不应超过300毫克，严重者，胆固醇每天不应超过200毫克。

高脂血症患者可多食豆类及其制品，其含丰富的不饱和脂肪酸、卵磷脂及维生素E，三者均有降低血中胆固醇的作用。此外，鱼类、香菇、黑木耳、洋葱、大蒜、茶叶等食物也都有一定的降低胆固醇作用，高脂血症患者可以适当食用。

●适当增加膳食纤维的摄入

膳食纤维能减少胆固醇的吸收，增加粪便体积和肠蠕动，有助于降低血清中胆固醇的含量，促进胆固醇从食物中排出，起到降血脂的作用。

高脂血症患者可多吃富含膳食纤维的杂粮（如燕麦片、玉米、荞麦等）、新鲜蔬菜和水果等。但大量食用可引起大便量及大便次数增多，排气及腹胀等不良反应，因此高脂血症患者适当增加摄入即可，每天25~35克最为理想。

●遵循营养均衡的原则

由于饮食对于高脂血症患者的病情影响重大，所以在日常生活中，一定要从饮食入手来控制、辅助治疗高脂血症。饮食要达到营养均衡的目标，就应当设计合理的饮食结构，科学摄取人体所需的营养物质。

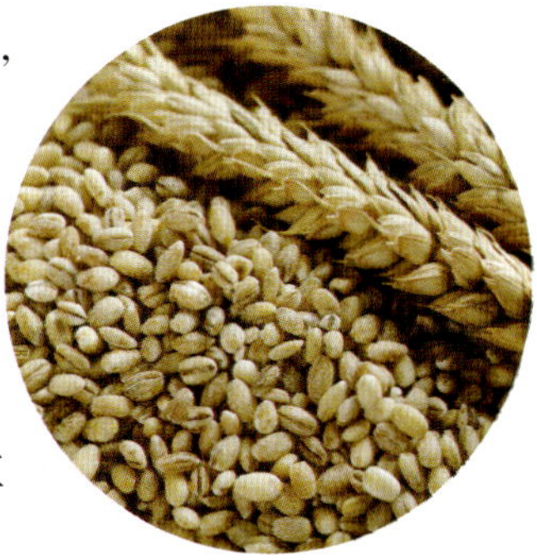

针对一般高脂血症患者，营养学家设计出了一套饮食方案，概括即是：“一二三四五”“红黄绿白黑”。

①“一二三四五”原则。“一”是指高脂血症患者可每日饮一袋牛奶（250毫升），内含钙250毫克左右，在补充钙和蛋白质的同时，能降低血液中胆固醇的浓度，也减少了高脂血症的发病机会。“二”是指每日摄取糖类250～350克，即相当于主食300～400克。根据个体胖瘦可有少许量的区别，肥胖者可以少吃一些，消瘦者可以多吃一些。“三”是指每日进食3份高蛋白质食品，每份可为瘦肉50克，或鸡蛋1个，或鸡鸭肉100克，或鱼虾100克，或豆腐100克。每日早、中、晚餐各一份。“四”是指“不甜不咸，有粗有细，三四五顿，七八成饱”，其中“三四五顿”是指少食多餐。“五”是指每日摄取500克蔬菜和水果，一般每日可吃400克蔬菜、100克水果。

②“红黄绿白黑”。“红”是指每日可饮红葡萄酒50～100毫升，有助于升高血中高密度脂蛋白，可预防动脉粥样硬化。每日还可进食1～2个西红柿，除能去脂降压外，还可使男性前列腺癌的发生率减少45%。“黄”是指胡萝卜、红薯、南瓜、玉米等黄色食物，可帮助肠道蠕动，降低血液中胆固醇，高脂血症患者每天可适量食用其中一种。“绿”是指绿色蔬菜和绿茶，蔬菜所含的维生素C和绿茶所含的茶多酚、茶碱等，有去脂降压等多种功效。“白”是指燕麦片或燕麦粉，每天可适量食用，一般煮5～10分钟，兑入牛奶合食，可起降血脂的作用。“黑”是指黑米、黑豆、黑木耳、香菇等黑色食物，每天可用黑木耳10克，或香菇10克（鲜者100克），泡发后烹调入菜肴中食用，有助于降低血脂。

●限制饮酒

一般情况下，高脂血症患者是可以适当饮酒的，少量饮酒尤其是红酒可以改善脂代谢状态，调节血脂。适量饮酒不仅可使低密度脂蛋白浓度降低，而且可升高高密度脂蛋白胆固醇的浓度，它还可以抑制血小板的聚集，并增强纤维蛋白的溶解，从而阻止血液在冠状动脉内凝固，起到活血化瘀的作用。但一定要把握好度，一旦过量饮酒（超过30克）——特别是长期酗酒会使血脂升高，对健康极为不利。大量饮酒可抑制脂蛋白脂肪酶，使肝脏合成低密度脂蛋白增多，血中低密度脂蛋白清除减慢，三酰甘油浓度升高，加速动脉粥样硬化。尤其对于高脂血症并发高血压的患者来说，大量饮酒会导致血液黏稠度增加，血压升高，容易导致出血性中风。

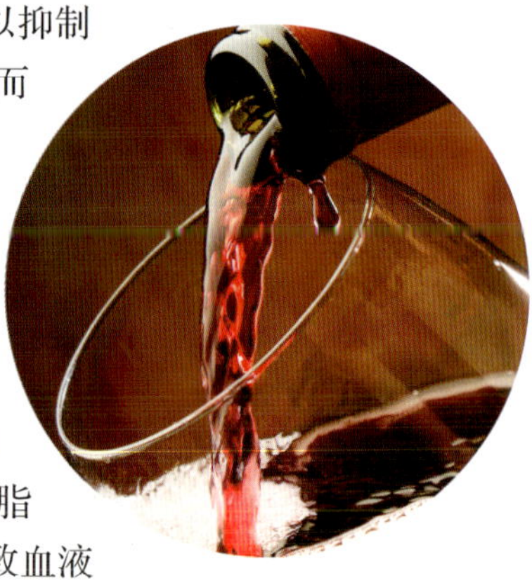

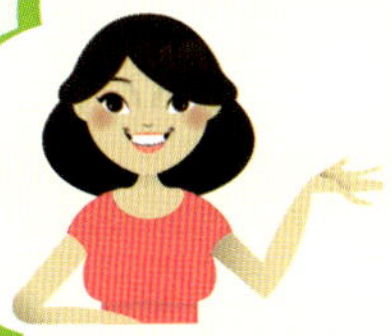

不同类型高脂血症患者的饮食原则

高脂血症是一种慢性疾病，是指人体血液中的总胆固醇和三酰甘油过高或高密度脂蛋白胆固醇过低引起的病症。血脂高了得学会控制饮食，本节主要介绍高脂血症患者的饮食原则。

三酰甘油浓度极高型

（1）特点

此型患者血液中三酰甘油溶度极高，又称为Ⅰ型血脂异常，或高乳糜微粒血症，血液中三酰甘油常达到56毫摩尔/升以上，而胆固醇则可能是正常。

（2）饮食原则

①对蛋白质、胆固醇不限制，严格限制脂肪摄入量，每天摄入的食物中脂肪含量要低于35克，包括烹调油提供的脂肪含量在内，脂肪的摄入量以能够减轻和预防腹痛发作及消退黄色瘤等为限度。

②食物以清淡为主，尽量减少烹调用油。烹调食物时，应多选用蒸、炖、熬、烩、卤、拌等烹调方式。

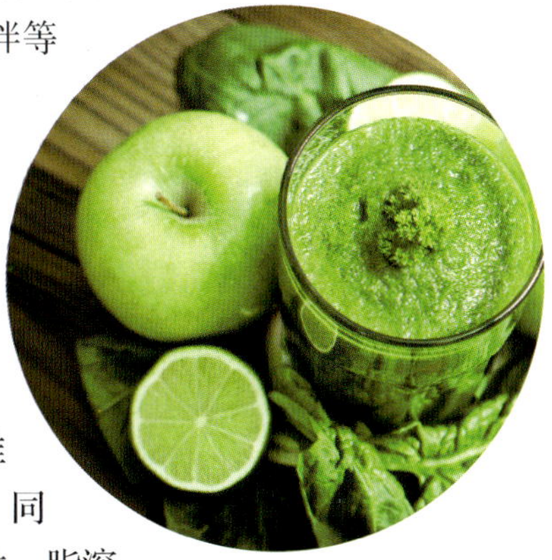

③糖类在总热量中以占50%~60%为宜，尽量避免食用白糖、水果糖和含糖较多的糕点及罐头等食品。

④可多摄取富含ω-3脂肪酸的鱼类，如秋刀鱼、鲑鱼、鳗鱼、平鱼等。

⑤多吃蔬菜、水果、粗粮等含膳食纤维较多的食品，有益于降血脂和增加饱腹感。同时补充相关营养素，因低脂肪饮食易导致铁、脂溶性维生素吸收不良，应注意补充。

●高胆固醇型

（1）特点

此型患者血液中胆固醇有时可高达26毫摩尔/升，又称为Ⅱa型高脂蛋白血症或高β脂蛋白血症。

（2）饮食原则

①饮食要严格限制胆固醇摄入，胆固醇摄取量每天应控制在200毫克以下（与100克猪肝或80克猪肾所含的胆固醇量相当）。忌吃高胆固醇食物，如动物脑、蛋类含胆固醇最高，其次为鱼子、蟹等，再次是动物内脏。

②补充优质蛋白质，如瘦肉、禽肉、鱼、虾、豆类、豆制品等。

③减少饮食中脂肪总量，增加不饱和脂肪酸的比例，使不饱和脂肪酸/饱和脂肪酸的比值大于1.8，这种饮食结构有利于抑制内源性胆固醇的生成。食用油以植物油为主，可选择花生油、葵花籽油、大豆油、橄榄油等，每天摄入量应小于20克，每周可吃两次鱼。

④注意补充维生素A、维生素E，由于控制饮食使血液中维生素A、维生素E的水平降低，故应注意补充。

⑤多摄入富含高膳食纤维的食物，每天摄入量宜大于25克，富含膳食纤维的食物有玉米、小米、燕麦、菠菜、油菜、空心菜、黑木耳、苹果、橘子等。

⑥尽量少饮用酒及含糖高的饮料，补充水分以饮用茶水或白开水为佳。

●低密度脂蛋白和极低密度脂蛋白均增高型

（1）特点

此型患者的低密度脂蛋白（前β脂蛋白）均增高，又称为Ⅱb型及Ⅲ型血脂异常，或高β脂蛋白兼高前β脂蛋白血症。Ⅲ型患者的血浆三酰甘油在1.65~11.00毫摩/升。

（2）饮食原则

①限制总热量摄入，控制体重。

②限制糖类摄入，特别是蔗糖、蜂蜜、甜食等，使其小于总热量的60%。

③控制脂肪摄入。脂肪摄入量应小于总热量的20%，用植物油代替部分动物脂肪。

④控制胆固醇摄入，每日摄入量要低于300毫克。

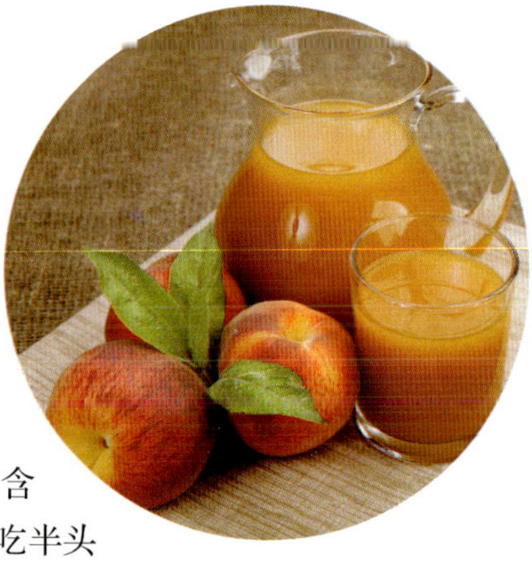

⑤每天食用大量的水果、蔬菜，因其富含可溶性膳食纤维，有利于降低胆固醇；每天吃半头

蒜，喝三杯不加糖的橘子汁，可帮助降低血胆固醇。

⑥补充铁元素，这种饮食结构可能会造成体内缺铁，饮食中应注意多吃含铁的食物，如芹菜、大豆制品、芝麻、海带、菠菜、木耳、茶叶等，必要时以药物补充。

●糖耐量低、三酰甘油增高、高尿酸、有家族史型

（1）特点

其特点为血管病，发病率很高，糖耐量低，三酰甘油增高，高尿酸，有家族史。检查可发现三酰甘油增高，胆固醇正常，前β脂蛋白异常增高，而β脂蛋白不升高，无乳糜微粒，又称为Ⅳ型血脂异常型。

（2）饮食原则

①每日摄入糖类为总热量的50%~60%，控制体重至标准体重。

②多食用含不饱和脂肪酸的食物，限制动物性脂肪，适当增加植物油。如烹调不用动物油，摄入豆油、玉米油、菜油等，控制在每天20克以内。

③应忌吃或少吃含胆固醇高的高蛋白食物，如动物脑、脊椎、内脏、蛋黄、贝壳类和软体类等。胆固醇摄入量为每天300~500毫克，严禁饮酒。

④适量摄入胆固醇含量不太高的高蛋白食物，如猪瘦肉、牛肉、鸭肉、鸡肉、鱼类和奶类等。

⑤适当增加豆类及其制品的摄入，可增加蛋白质尤其是大豆蛋白的摄入。

●胆固醇增高或正常型

（1）特点

此型是高β脂蛋白血症兼高乳糜微粒血症，也称Ⅴ型血脂异常。

（2）饮食原则

①限制脂肪在总热量的20%以下，胆固醇摄入量为每日300~500毫克，蛋白质占总热量的20%~24%。

②糖类摄入量占总热量的50%~60%，保持正常体重。

③补充维生素A等脂溶性维生素，可多选用胡萝卜、绿色蔬菜、大豆制品及少量坚果等。

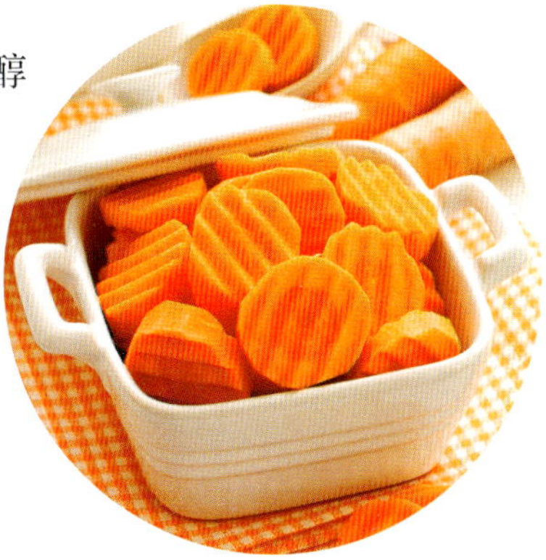

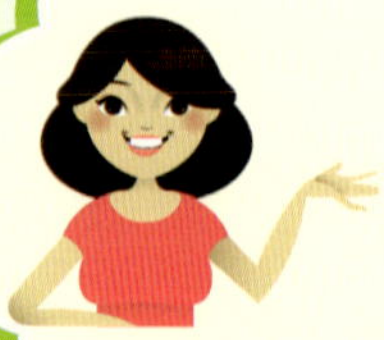

不同人群怎样预防高脂血症

高脂血症的易发人群有：有家族史的人群，中老年人，35岁后长期高脂、高糖饮食者，绝经后妇女等。儿童和少年时期也要注意预防血脂异常，合理安排膳食结构，科学饮食，才有益这类人群的身体健康。

●儿童及青少年怎样预防血脂异常

①婴儿要母乳喂养。母乳中含有丰富“好胆固醇”，能使儿童成年后患冠心病的概率降低。

②多食用水果、蔬菜等高膳食纤维、维生素的食品，限制高热量食物的摄入。不能过多食用汉堡包、薯条、可乐等食物，其含油脂过高，盐分过多。

③青少年时期应加强运动量，保持理想体重。

●中青年怎样预防高脂血症

①养成锻炼身体的习惯，每天能够进行一定的有氧运动，对避免高脂血症等疾病的发生有很好的作用。

②生活有规律，饮食有节制，不暴饮暴食，三餐定时定量，禁烟禁酒。

③合理饮食，摄取高优质蛋白、低脂肪食物。多食用蔬菜、水果，主食应多食用粗粮，少食用精粮，少食甜品、奶油、巧克力等高热量、油腻的食物。

●老年人怎样预防高脂血症

①限制总能量，老年人基础代谢率低，应严格控制能量的摄入，每人每天的能量摄入控制在121千焦/千克体重之内，主食每日不应超过300克。

②低脂肪胆固醇饮食，严格控制动物脂肪的摄入，食用油以植物油为主。

③应戒烟、限酒，适量的饮用淡茶有助于调节血脂、促进脂肪代谢。

④保持规律性，适当参加体育和文娱活动，保持良好的心态，对维持血脂正常有很好的作用。

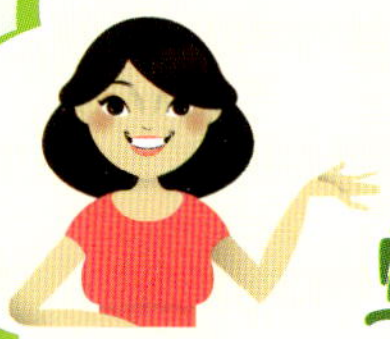

高脂血症患者必须牢记的六个饮食禁忌

饮食控制是防治高脂血症的基础，合理有效的饮食控制能改善高脂血症患者的临床症状。在日常生活饮食中必须要牢记一些饮食禁忌，可以有效地帮助高脂血症患者科学合理地减轻高血脂症状。

●忌：过咸

食盐有增味、杀菌、解腻、防腐的功效，但过度食用会使血管收缩、硬化和血压升高。因此，高脂血症患者每天食盐摄入量在5克以下为宜。

●忌：过辛辣

辣味食品可增强食欲。但辣味食品属热性，有很强的发散作用，高脂血症患者脂肪含量高，再过食辛辣之物，易引起头晕、胸闷等不适症状。

●忌：过酸

酸味开胃、解油腻，少量食用可促进新陈代谢，防治动脉硬化、高血压。但在吃羊肉时不宜食醋，否则不利于营养的吸收，同食会产生人体有害的成分。

●忌：过鲜

食物鲜香，食欲势必会增强，但高脂血症患者从控制体重的角度来说，宜适当控制食量，所以要少吃加有鸡精、味精、蚝油等调味品的食物。

●忌：纵酒

酒为高热量饮品，而且美酒必辅以佳肴，意味着更多的热量和脂肪进入体内。因此，高脂血症患者在餐桌上不宜纵酒，少量或中等饮酒量为佳。

●忌：过甜

糖是常用的调味品，适量食用可缓解疲劳，刺激肠胃，帮助消化。但过量时，糖会在体内转化成脂肪，容易引发肥胖和动脉硬化。

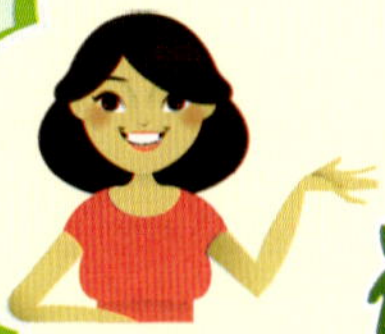

高脂血症患者选择食物应注意

合理的饮食，是治疗高脂血症最有效的措施，高脂血症患者首先要了解正确的饮食方式，注意什么食物可以多吃，什么应该要少吃非常重要。这样可以有效的调节血脂和预防高脂血症。

●高脂血症患者可以多吃的食物

①富含膳食纤维的食物。绿色蔬菜、水果、五谷类食物都含有丰富的膳食纤维，有助于降低血脂，减缓血糖升高，维持肠道内有益菌群的恒定性，建议适量食用。过多的摄入易出现腹胀、消化不良，也可能影响钙、铁、锌元素的吸收。

②抗氧化的食物。维生素C、维生素E和β-胡萝卜素都有超强的抗氧化能力，长期食用可防止脂质氧化，避免血管堵塞。维生素C主要来源于蔬果；维生素E主要存在于植物性油脂、谷物及坚果中；β-胡萝卜素则在红、橙、黄三色的蔬果中最多。

③摄取海藻类食物。包括发菜、紫菜、海带、海白菜等，富含多种矿物质。现代科学以为，常食海藻食品能有效地降低血脂和血液凝固性，抗血小板凝集，改善坏胆固醇水平，从而多方面预防高脂血症和动脉硬化的发生。

④易多选食植物油。豆油、菜籽油、花生油、玉米油等含有大量的不饱和脂肪酸，具有预防高脂血症、冠心病和动脉粥样硬化的功效。

●高脂血症患者应少吃的食物

①高油脂食物。肥肉、五花肉、香肠、核果类、香酥类点心、全脂牛奶及乳酪油脂应尽量不吃。另外，烹调时应少用油，多用蒸、煮代替油炸，避免使用回锅油。

②精制糖类食物。各式糖果、水果罐头、蛋糕西点、含果糖的各种饮料，这些食物含糖量高，容易使血液中三酰甘油升高，应该少吃为妙。

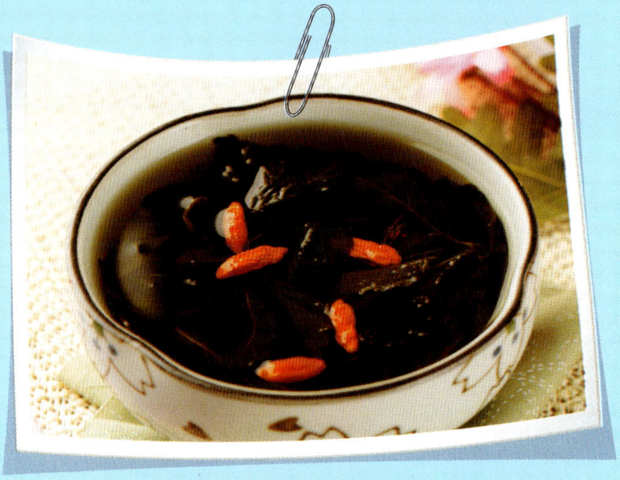

Part 4
降血脂就该这样吃

饮食对于防治高脂血症有着至关重要的作用，本章挑选了31种对高脂血症患者有益的食物和中药材，介绍了每种食物的功效、热量和对降血脂的益处，并提供了适于高脂血症患者的菜例作为参考。为了方便高脂血症患者计算能量摄入，每种菜例后都标注了总热量及营养素含量供读者参考，但根据具体材料的选择和烹调过程，其数值可能有波动。通过扫描二维码，让读者直观地看到烹调方法。

燕麦

润肠通便、降低胆固醇、降低血脂

热量：1536千焦/100克
性味：性温、味甘
归经：肝、脾、胃经

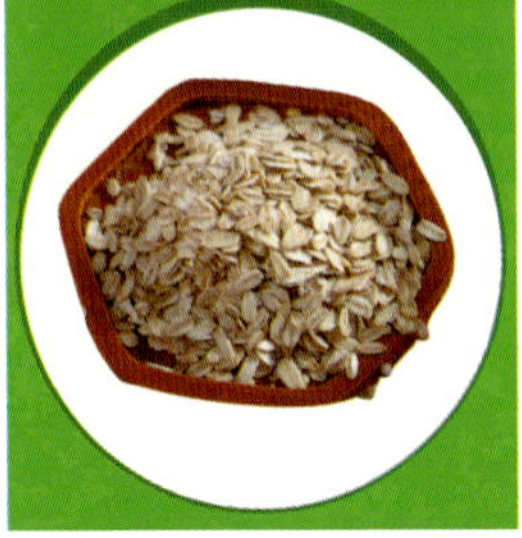

降脂原理

燕麦富含镁和维生素B_1，也含有磷、钾、铁、泛酸、铜和纤维，可以降低胆固醇，对脂肪肝、糖尿病、便秘等也有辅助疗效。燕麦的医疗价值和保健作用，已被古今中外医学界所公认，有降低血压、降低血脂、降低胆固醇、防治大肠癌、防治心脏疾病的功效。

燕麦中富含可溶性纤维和不溶性纤维，能大量吸收人体内的胆固醇并排出体外，并且燕麦含有高黏稠度的可溶性纤维，能延缓胃的排空，增加饱腹感，控制食欲；含有燕麦的饮食结构有助于长期控制能量摄入，缓解消化的糖类对血糖的影响。

食用建议

适用于脂肪肝、糖尿病、水肿、习惯性便秘、体虚自汗、多汗、盗汗、高血压、高脂血症、动脉硬化等病症患者，以及产妇、婴幼儿、空勤人员、海勤人员常食。

上海青燕麦粥

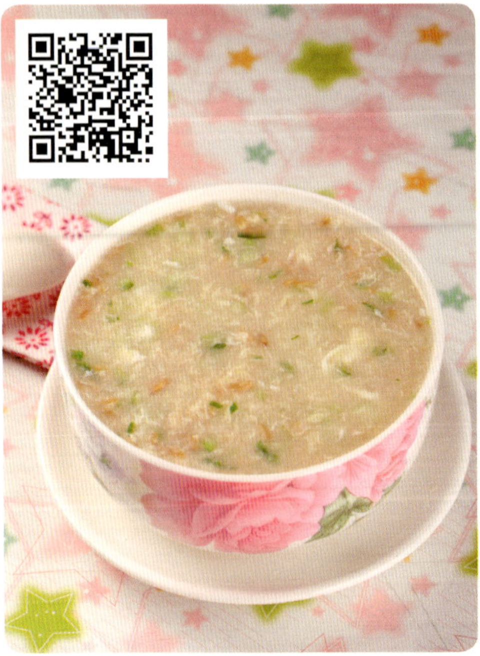

|材料| 上海青30克，燕麦片70克，鸡蛋1个，高汤250毫升

|调料| 盐2克

|做法|

①鸡蛋打入碗中，调成蛋液；上海青切粒。

②锅中注高汤，倒入燕麦片，小火煮至燕麦片熟烂。倒入上海青、盐、蛋液，拌匀，煮沸。

③将煮好的燕麦粥盛出，装入碗中即成。

能量计算 热量：1657千焦，糖类：56.1克，蛋白质：9.3克，脂肪：12.6克。

玉竹燕麦粥

|材料| 燕麦150克，玉竹15克，枸杞8克

|调料| 蜂蜜15克

|做法|

①砂锅中注入适量清水烧开，放入洗净的燕麦、玉竹、枸杞，快速搅拌匀，煮沸后用小火煮约30分钟，至米粒熟透。

②加入蜂蜜，转中火拌匀，略煮片刻，至其溶化。

③关火后盛出煮好的燕麦粥，装入碗中即成。

能量计算 热量：2076千焦，糖类：121.3.1克，蛋白质：25.3克，脂肪：10.6克。

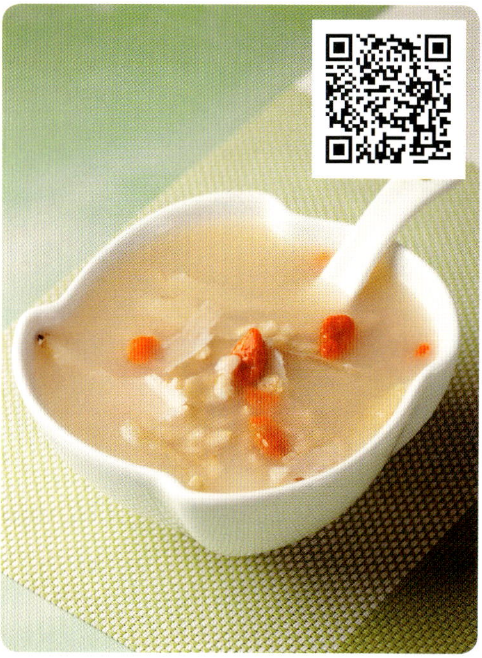

奶香水果燕麦粥

|材料| 燕麦片75克，牛奶100毫升，雪梨30克，猕猴桃65克，芒果50克

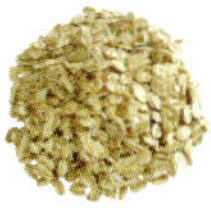
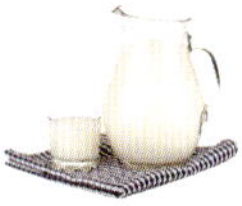
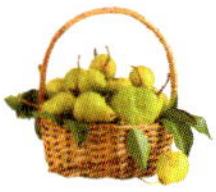

|做法|

①雪梨切小块，猕猴桃切小块，芒果切小块，备用。

②砂锅中注清水烧开，倒入燕麦片，用小火煮至熟。倒入牛奶，用中火略煮片刻，倒入水果，拌匀。

③关火后盛出即成。

能量计算 热量：1690千焦，糖类：73.1克，蛋白质：15.3克，脂肪：7.6克。

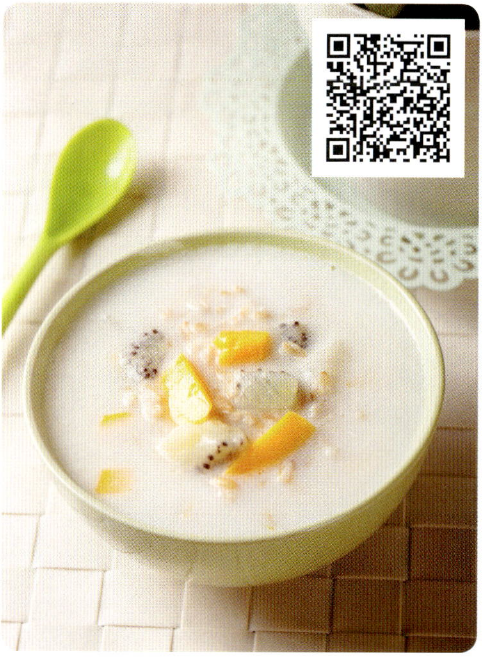

玉米

降低血清胆固醇、降脂、减肥

热量：444千焦/100克

性味：性平、味甘

归经：归脾、胃经

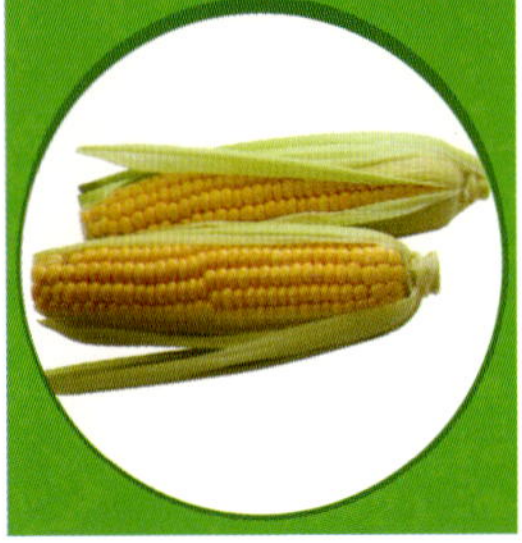

降脂原理

玉米富含粗纤维、钙、镁、硒等物质以及卵磷脂、维生素E、亚油酸等，均具有降低血清胆固醇的作用，可预防高血压和冠心病，减轻动脉硬化。

玉米具有开胃益智、宁心活血、调理中气等功效，可延缓人体衰老、增强记忆力；玉米中含有丰富的粗纤维和镁，可加强肠壁蠕动，促进机体废物的排泄，有利于减肥。

玉米中含有丰富的不饱和脂肪酸和玉米胚芽中的维生素E协同作用，可降低血液胆固醇浓度并防止其沉积于血管壁。因此，玉米对冠心病、动脉粥样硬化等高脂血症及高血压并发症等都有一定的预防和治疗作用。

食用建议

玉米对治疗食欲不振、水肿、尿道感染、糖尿病、胆结石等病症有一定的作用。有干燥综合征、糖尿病等阴虚火旺之人不宜食用爆玉米花，否则易助火伤阴。

玉米粒炒杏鲍菇

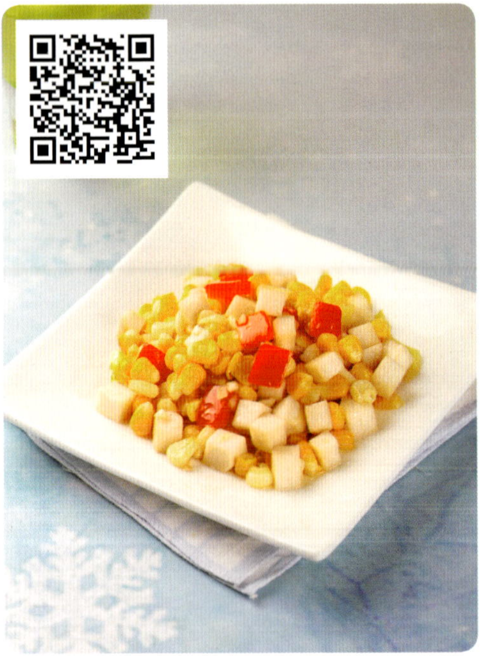

材料 杏鲍菇120克，玉米粒100克，彩椒60克，蒜末、姜片各少许

调料 盐3克，鸡粉2克，白糖少许，料酒4毫升，水淀粉、食用油各适量

做法

①杏鲍菇、彩椒切丁。清水烧开，加入少许盐、食用油、玉米粒，煮1分钟。倒入杏鲍菇，略煮。待水沸腾，放入彩椒丁，煮至食材断生后捞出，沥干，待用。

②用油起锅，放入姜、蒜、倒入食材、料酒、盐、鸡粉、白糖、水淀粉炒匀。

③关火后盛出即成。

能量计算 热量：1024千焦，糖类：36.6克，蛋白质：6.1克，脂肪：1.4克。

西葫芦玉米饼

材料 西葫芦100克，面粉200克，玉米粉100克，白芝麻15克

调料 盐4克，鸡粉2克，食用油适量

做法

①西葫芦切粒。

②锅中注水烧开，放适量盐、食用油、西葫芦，煮至其八成熟，捞出，备用。西葫芦装碗中，放玉米粉、盐、鸡粉、面粉、清水、食用油，搅拌匀。

③锅中注油，放面糊，摊成饼状，略煎至饼成形。撒上白芝麻，煎出香味及金黄色，撒上白芝麻，略煎片刻即成。

能量计算 热量：3977千焦，糖类：169克，蛋白质：30.6克，脂肪：14.6克。

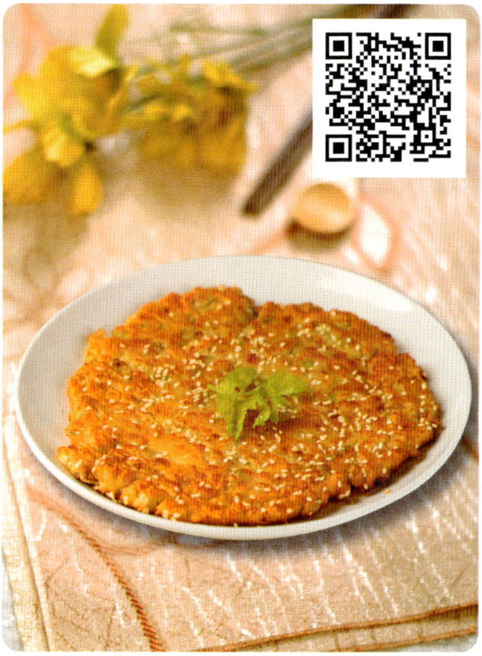

玉米红薯粥

材料 玉米碎120克，红薯80克

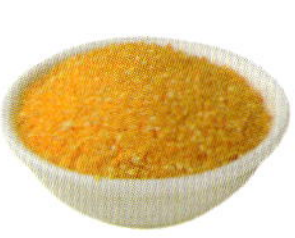

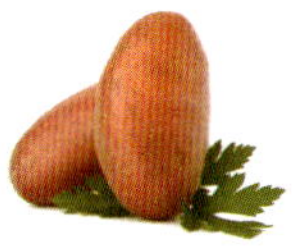

做法

①红薯切成粒，备用。

②砂锅中注入清水烧开，倒入玉米碎、红薯，拌匀，用小火煮至食材熟透，拌匀。关火后将粥盛出即可食用。

能量计算 热量：862千焦，糖类：52克，蛋白质：5.6克，脂肪：1.6克。

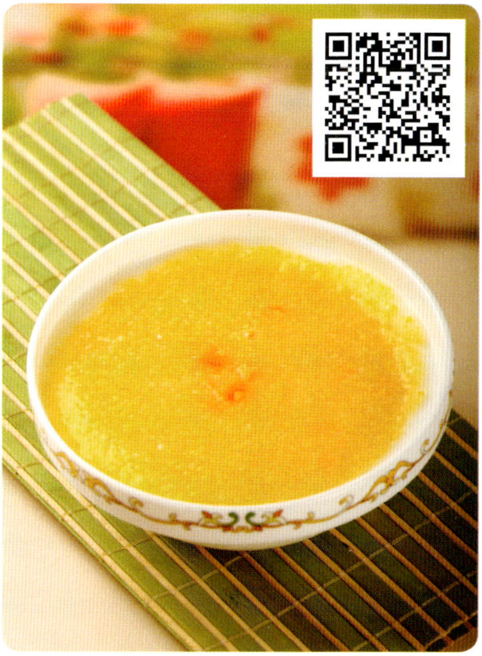

荞麦

降低血液胆固醇、调节血脂

热量：1356千焦/100克
性味：甘，凉
归经：归脾、大肠经

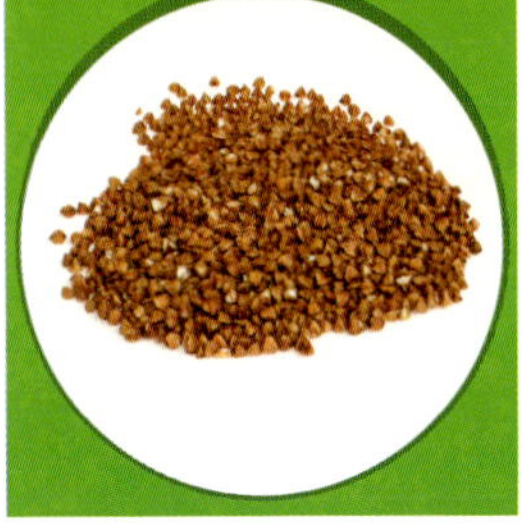

降脂原理

荞麦中含有的烟酸成分有降低血液胆固醇、调节血脂，扩张小血管、冠状动脉并增加其血流量的作用。此外，荞麦所含的纤维素可促进胃肠蠕动，并预防各种癌症。荞麦含有营养价值高、平衡性良好的植物蛋白质，这种蛋白质在体内不易转化成脂肪，所以不易导致肥胖。荞麦因其含有丰富的蛋白质、维生素，故有降血脂、保护视力、软化血管、降低血糖的功效。同时，荞麦含有强力抗氧化物，可以降血脂、增强血管弹性、防止血液凝结，是很好的营养心脏食物。

食用建议

荞麦可帮助人体代谢葡萄糖，是防治糖尿病的天然食品。另外对于食欲不振、饮食不香、肠胃积滞、慢性泄泻、黄汗、夏季痧证者也可常食。

荞麦凉面

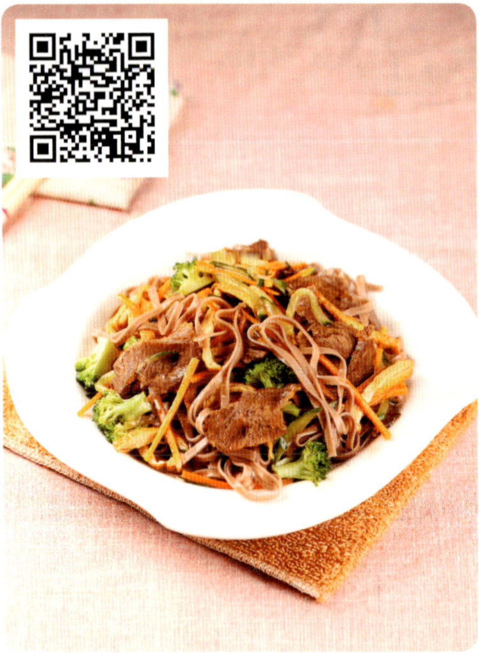

材料 荞麦面条100克，熟牛肉60克，胡萝卜45克，西蓝花40克，黄瓜35克，豆干30克

调料 盐、鸡粉各2克，生抽、老抽各2毫升，料酒3毫升，水淀粉、食用油各适量

做法

①将洗净的黄瓜、豆干、胡萝卜切丝，将熟牛肉切成片；西蓝花切小块。

②锅中注水烧开，放适量盐、鸡粉，放入面条，淋入食用油，煮3分钟至面条熟透，捞出过凉水，待用。

③用油起锅，倒入胡萝卜、西蓝花、黄瓜炒匀，淋少许料酒，炒香，加清水，放牛肉、豆干拌炒；加鸡粉、盐、生抽、老抽、水淀粉，炒匀调味，盛出，放在凉面上即成。

能量计算 热量：1448千焦，糖类：28.1克，蛋白质：29.1克，脂肪：18.3克。

绿豆

增强血清脂蛋白酶的活性、降低血脂

热量：1323千焦/100克
性味：性凉、味甘
归经：归心、胃经

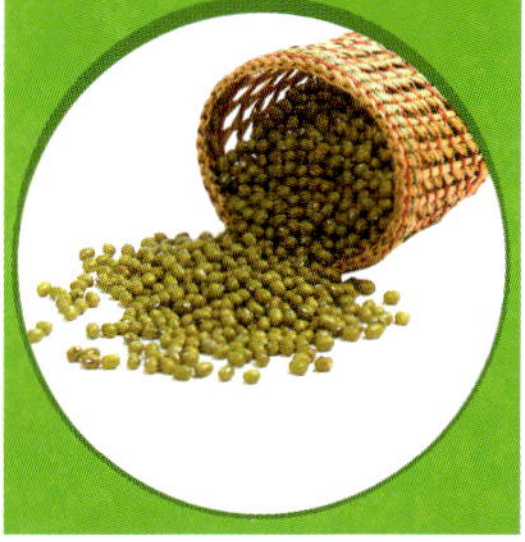

降脂原理

绿豆具有防止实验性动脉粥样硬化、抑制血脂上升的作用，还能使已升高的血脂迅速下降，有效降低血压、血脂。绿豆还有滋补强壮、调和五脏、保肝、清热解毒、消暑止渴、利水消肿的功效，常服绿豆汤对接触有毒、有害化学物质而可能中毒者有一定的预防效果。

绿豆中所含蛋白质、磷脂均有兴奋神经、增进食欲的功能，为机体许多重要脏器增加营养所必需，绿豆中的多糖成分能增强血清脂蛋白酶的活性，使脂蛋白中三酰甘油水解达到降血脂的疗效，从而可以防治冠心病、心绞痛，可以有效预防高血压、高脂血症的各种并发症的发生。

食用建议

绿豆具有解毒的功效，故有疮疖痈肿、丹毒等热毒所致的皮肤感染、红眼病等患者可适当使用。但绿豆性寒凉，素体阳虚、脾胃虚寒、泄泻者慎食。

绿豆凉薯小米粥

材料 水发绿豆100克，水发小米100克，凉薯300克

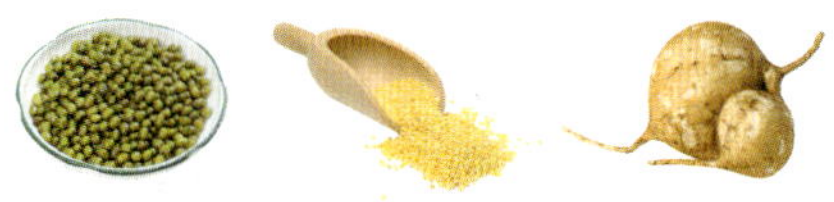

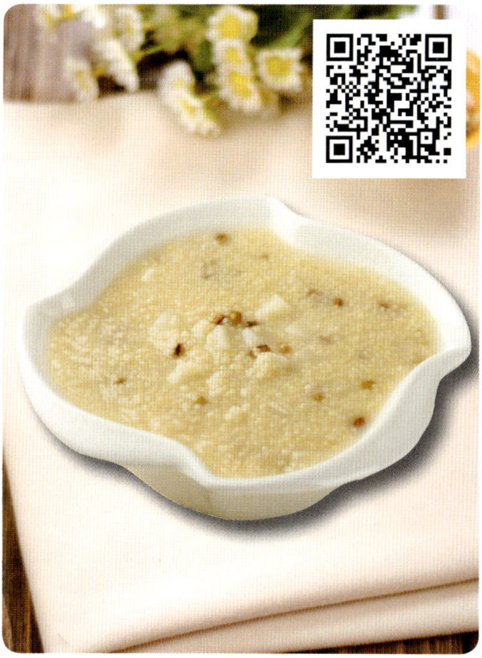

调料 盐2克

做法

①凉薯切成丁。

②锅中注水烧开，倒绿豆、小米，烧开后用小火煮30分钟至小米熟软。倒入凉薯，用小火再煮10分钟，至全部食材熟透，加盐，搅匀调味。

③将小米粥盛出，装入汤碗中即成。

能量计算 热量：3428千焦，糖类：162.1克，蛋白质：31.1克，脂肪：3.3克。

豆腐

不含胆固醇、降血脂

- 热量：339千焦/100克
- 性味：性凉、味甘
- 归经：脾、大肠经

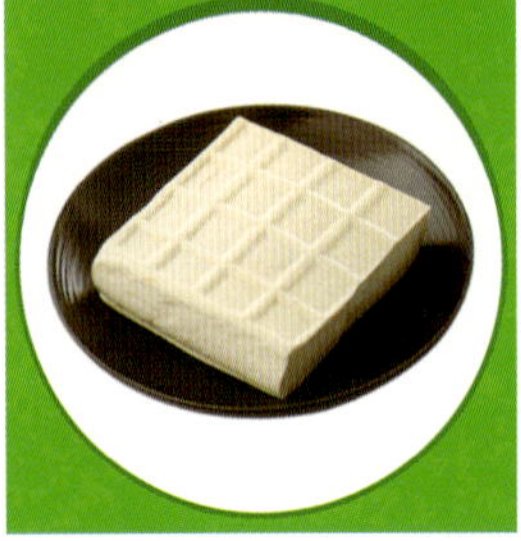

降脂原理

豆腐富含铁、镁、钾、烟酸、铜、钙、锌、磷、叶酸、维生素B_1、蛋黄素和维生素B_6，有补中益气、清热润燥、生津止渴、清洁肠胃的功效，适合热性体质、口臭口渴、肠胃不清、热病后调养者食用。豆腐里的高蛋白质含量使之成为很好的谷物补充食品。

豆腐脂肪的78%是不饱和脂肪酸并且不含胆固醇，素有“植物肉”之美称。豆腐除了有增加营养、帮助消化、增进食欲的功能外，对齿骨骼的生长发育也有益。豆腐不含胆固醇，是高血压、高脂血症、高胆固醇症及动脉硬化、冠心病患者的药膳佳肴。

食用建议

豆腐可生津润燥、清热解毒。心血管疾病、糖尿病、癌症患者可常食。痛风、肾病、腹泻患者忌食。

雪里蕻炖豆腐

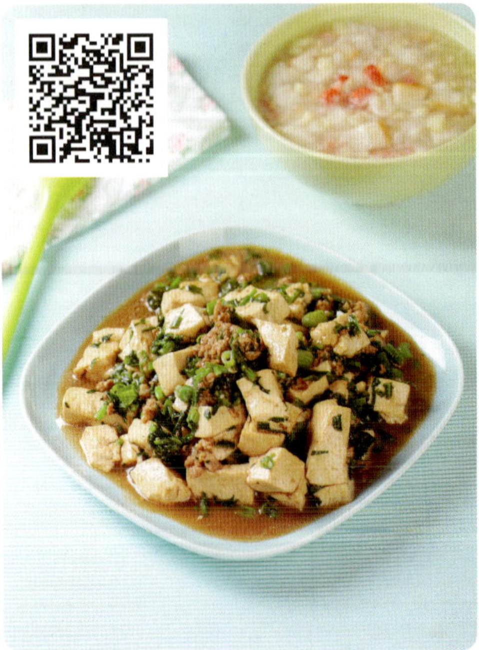

材料 雪里蕻220克，豆腐150克，肉末65克，姜末、葱花各少许

调料 盐少许，生抽2毫升，老抽1毫升，料酒2毫升，食用油适量

做法

①雪里蕻切碎末，豆腐切成方块。

②锅中注水烧开，加豆腐块，焯约1分30秒，捞出待用。

③用油起锅，倒肉末、生抽、姜片、料酒、雪里蕻、清水、豆腐块、老抽、盐、水淀粉，炒匀，盛出，撒上葱花即成。

能量计算 热量：1528千焦，糖类：15.7克，蛋白质：28克，脂肪：20.9克。

蘑菇竹笋豆腐

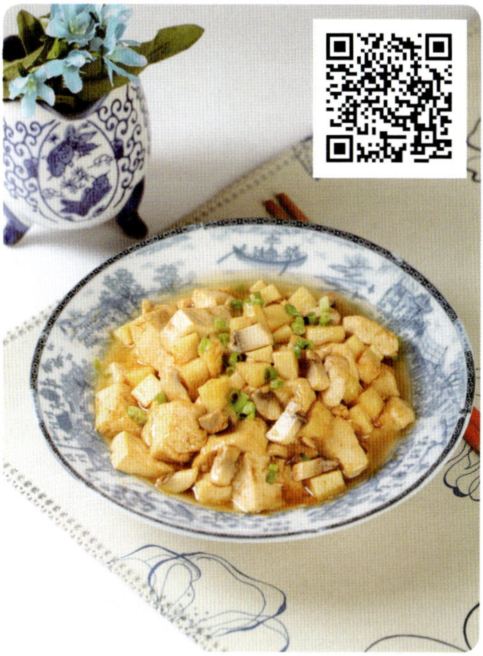

|材料| 豆腐400克，竹笋50克，口蘑60克，葱花少许

|调料| 盐少许，水淀粉4毫升，鸡粉2克，生抽、老抽、食用油各适量

|做法|

①豆腐切块，口蘑切丁，竹笋切丁。

②锅中注水烧开，放口蘑、竹笋，煮1分钟，放豆腐，略煮片刻，捞出备用。

③锅中倒食用油、食材、清水、盐、鸡粉、生抽、老抽，炒匀即成。

能量计算 热量：2200千焦，糖类：36.7克，蛋白质：59克，脂肪：26.9克。

三文鱼豆腐汤

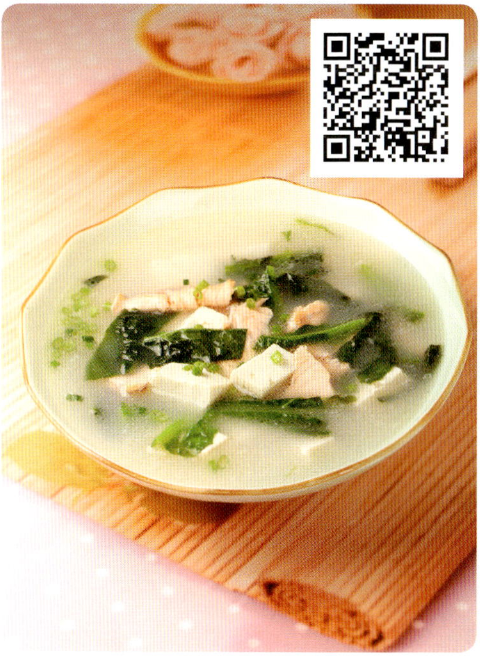

|材料| 三文鱼100克，豆腐240克，莴笋叶100克，姜片、葱花各少许

|调料| 盐3克，鸡粉3克，水淀粉3毫升，胡椒粉、食用油各适量

|做法|

①莴笋叶切段，豆腐切小方块，三文鱼切成片。把鱼片装入碗中，加入少许盐、鸡粉、水淀粉、食用油，腌渍至其入味。

②清水烧开，倒入食用油、盐、鸡粉、豆腐块，煮至沸。放入胡椒粉、姜片、莴笋叶、三文鱼，煮至熟，搅拌入味。

③关火后盛出撒上葱花即成。

能量计算 热量：1846千焦，糖类：13.7克，蛋白质：38克，脂肪：16.9克。

红薯

阻止糖分转化为脂肪、调节血压、降低血脂

热量：239千焦/100克

性味：性平、味甘

归经：归脾、胃经

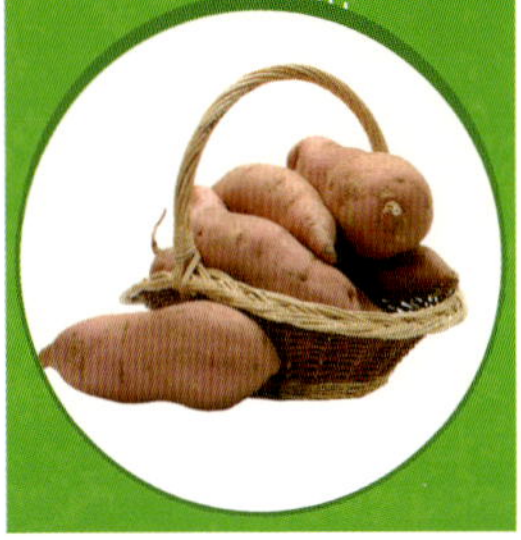

降脂原理

红薯富含蛋白质、淀粉、果胶及钙、钾、铁等微量元素，红薯具有调节血压、降低血脂、抗癌等功效，还可以有效地防止钙流失。红薯富含膳食纤维，可防止便秘，能够阻止糖分转化为脂肪，是理想的减肥食品。

红薯能够预防心血管系统的脂质沉积，预防动脉粥样硬化，减少皮下脂肪，防治过度肥胖，预防高脂血症。红薯的热量只有同等重量大米的1/3，几乎不含脂肪和胆固醇；同时又能有效阻止糖类变为脂肪，有利于体重控制。

食用建议

红薯性平，故一般人群均可食用，常食可防治肝脏和肾脏中结缔组织萎缩，预防胶原病的发生。但是胃及十二指肠溃疡，以及胃酸过多的患者不宜多食。

红豆红薯汤

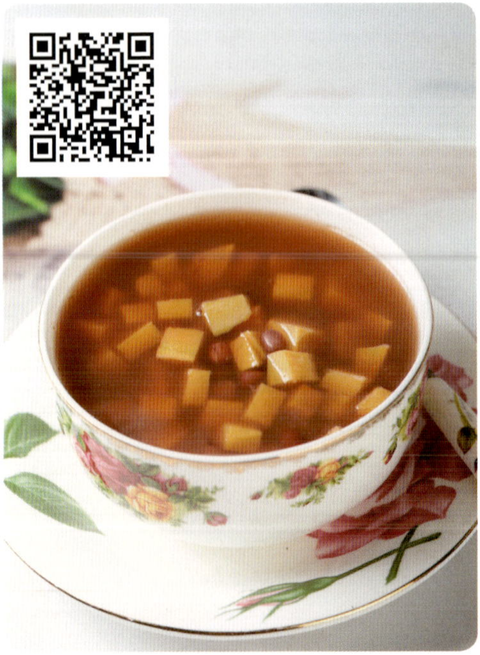

|材料| 水发红豆20克，红薯200克

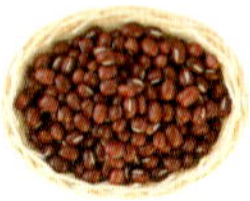

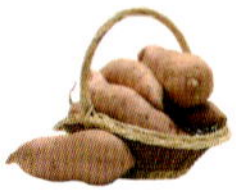

|调料| 白糖4克

|做法|

①红薯切丁，备用。

②锅中注水烧开，倒入红豆，煮开后调至中小火，煮熟。倒入红薯，调至小火，煮15分钟至红薯熟透。加入白糖，煮至白糖完全溶化。

③关火后盛出煮好的汤料即成。

能量计算 热量：1553千焦，糖类：206.7克，蛋白质：48.8克，脂肪：6.9克。

桂花板栗红薯甜汤

|材料| 红薯100克，板栗肉120克，桂花少许

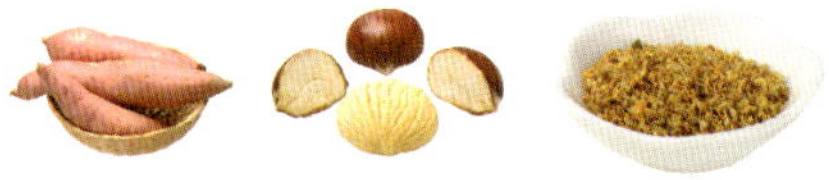

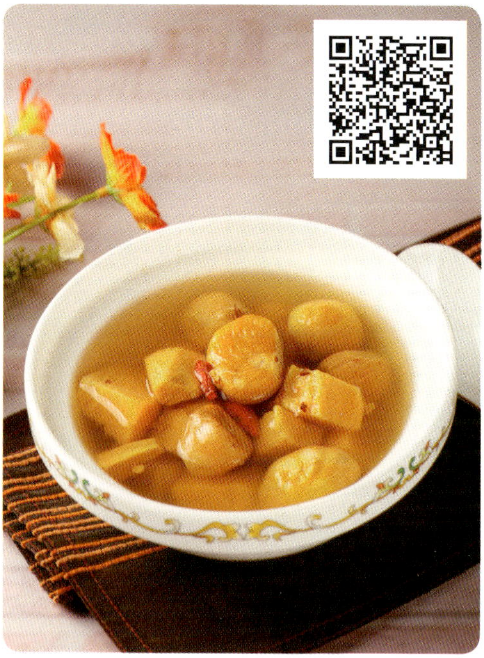

|调料| 冰糖适量

|做法|

①红薯切成小块，备用。

②锅中注清水烧开，放入板栗肉、红薯块，用小火煮至食材熟透。撒上桂花、冰糖，续煮至入味。

③关火后拌匀，盛出即成。

能量计算 热量：1447千焦，糖类：79.9克，蛋白质：6.9克，脂肪：1.9克。

糙米绿豆红薯粥

|材料| 水发糙米200克，水发绿豆35克，红薯170克，枸杞少许

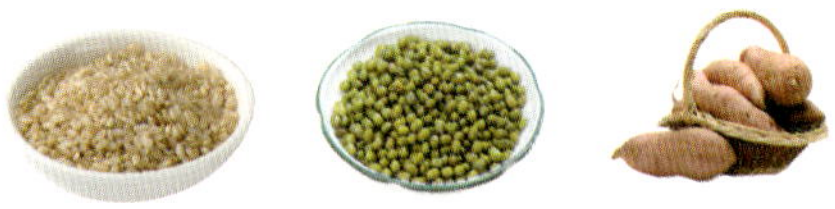

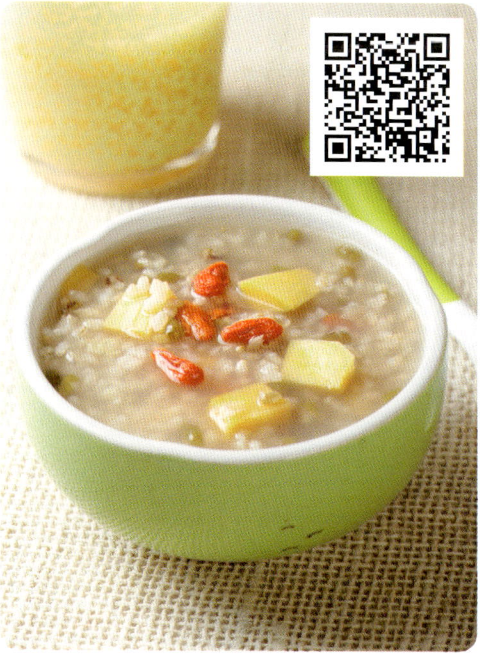

|做法|

①红薯切小块。

②锅中注清水烧开，倒入糙米、绿豆，烧开后用小火煮约60分钟。倒入红薯、枸杞，拌匀，用小火续煮至食材熟透，搅拌片刻。

③关火后盛出即成。

能量计算 热量：4248千焦，糖类：216.7克，蛋白质：23.8克，脂肪：10.9克。

彩椒

促进脂肪新陈代谢、降低血液黏稠度、降脂

热量：80千焦/100克
性味：性热、味辛
归经：归心、脾经

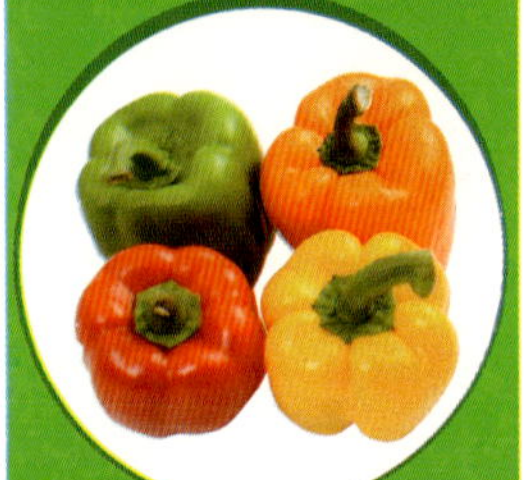

降脂原理

彩椒含有丰富的维生素C以及椒类碱等，性热味辛，具有温中、散热、消食等作用，能增进食欲，帮助消化，促进肠蠕动，防止便秘，有利于增强人体免疫功能，提高人体的抗病能力。其中的椒类碱能够促进脂肪的新陈代谢，防治体内脂肪积存，从而减肥防病。

彩椒中的辣椒素等成分对于营养性肥胖有很好的控制效果，可控制体重的增加，调节代谢紊乱、降低血糖和血脂水平，对于稳定血糖水平，预防高血脂、高血糖造成的血管、神经系统损伤，防治肾病、视网膜病变、痛风、高脂血症等有益。

食用建议

彩椒可预防心血管疾病、促进新陈代谢、抗衰老。感冒、动脉硬化、白内障、心脏病、心血管疾病、癌症等患者可常食。

彩椒牛肉丝

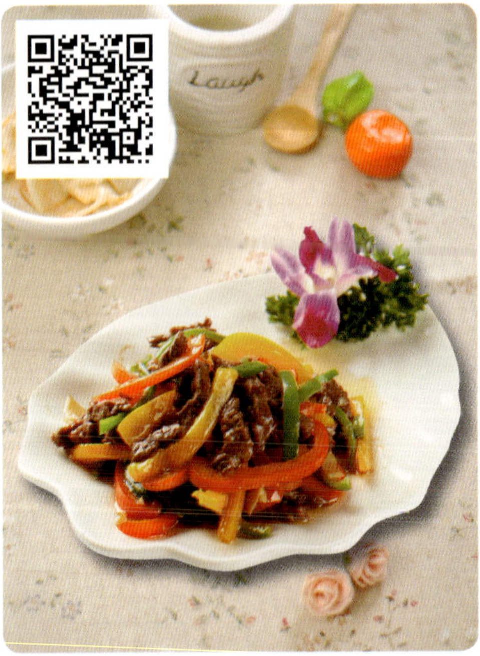

材料 牛肉200克，彩椒90克，青椒40克，姜片、蒜末、葱段各少许

调料 盐4克，鸡粉3克，白糖3克，食粉3克，料酒8毫升，生抽8毫升，水淀粉8毫升，食用油适量

做法

①彩椒、青椒分别切丝，牛肉切条加适量盐、鸡粉、生抽、食粉、水淀粉、食用油，腌渍至食材入味。

②清水烧开，放食用油、盐、青椒、彩椒，煮至食材断生，捞出备用。

③油烧热加调料和食材炒匀即成。

能量计算 热量：997千焦，糖类：10.5克，蛋白质：42.2克，脂肪：13.8克。

彩椒炒土豆片

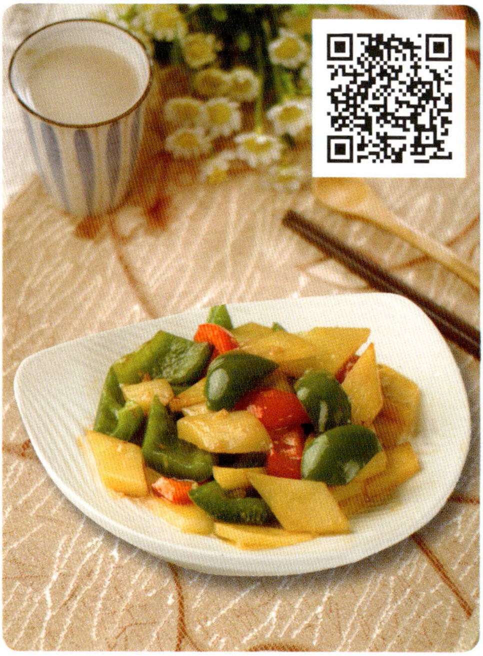

|材料| 土豆130克，彩椒120克，蒜末少许

|调料| 盐3克，鸡粉少许，生抽6毫升，水淀粉、食用油各适量

|做法|

①彩椒切小块，土豆切薄片。

②锅中注清水烧开，加入食用油、盐，倒入土豆片、彩椒块，煮至食材断生后捞出，沥干，待用。

③油起锅，放入蒜末，爆香，倒入土豆和彩椒，加生抽、盐、鸡粉、水淀粉，翻炒至食材熟软，关火后盛出即成。

能量计算 热量：886千焦，糖类：27.3克，蛋白质：3.9克，脂肪：0.5克。

西红柿炒圆椒

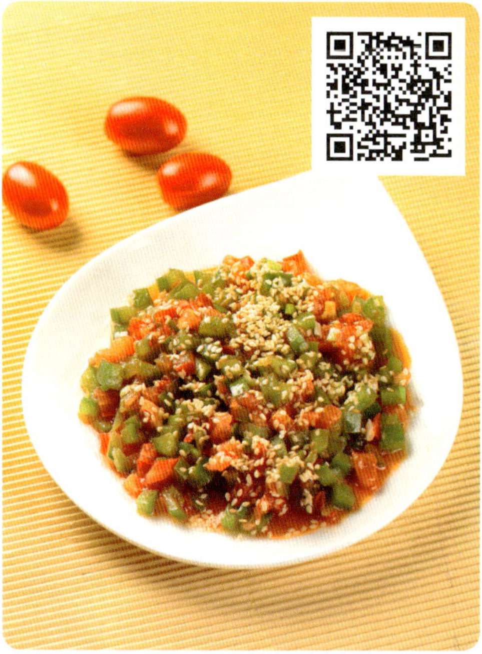

|材料| 圆椒100克，西红柿90克，葱条75克，熟芝麻少许

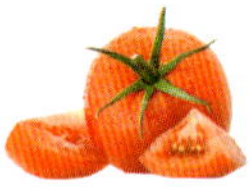
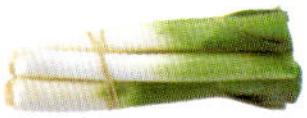

|调料| 盐2克，水淀粉、食用油各适量

|做法|

①将葱条切粒，圆椒切粒，西红柿切粒。

②油起锅，倒入圆椒、盐，下入西红柿，炒匀。倒入水淀粉勾芡，放葱粒，炒香。

③盛出装盘，再撒上熟芝麻即成。

能量计算 热量：628千焦，糖类：14.4克，蛋白质：2.3克，脂肪：10.5克。

西红柿

降压降脂、减肥瘦身

热量：80千焦/100克

性味：性凉、味甘

归经：肝、胃、肺经

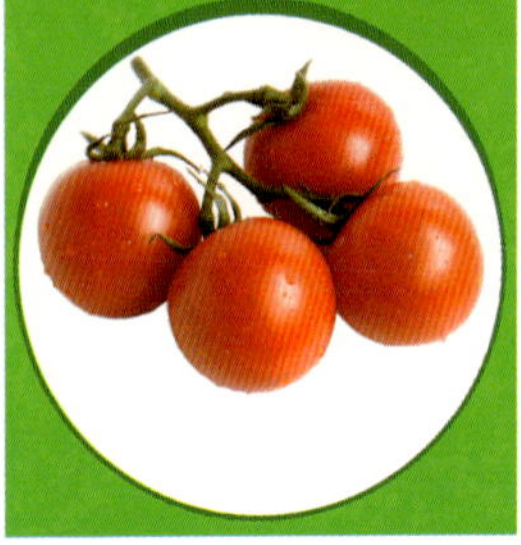

降脂原理

西红柿富含胡萝卜素、维生素C、维生素B_2，以及钙、磷、钾、镁、铁、锌、铜、碘等多种元素；还含有蛋白质、糖类、有机酸、纤维素等营养元素。西红柿有止血、降压、利尿、健胃消食、生津止渴、清热解毒、凉血平肝的功效，可起到减肥瘦身、消除疲劳、增进食欲、提高对蛋白质的消化、减少胃胀食积等作用。

由于西红柿中维生素A、维生素C的比例合适，所以常吃可增强小血管功能，预防血管老化。西红柿中的类黄酮，既有降低毛细血管的通透性和防止其破裂的作用，还有预防血管硬化的特殊功效，可以预防宫颈癌、膀胱癌和胰腺癌等疾病。

食用建议

建议食欲不振、习惯性牙龈出血、贫血、头晕、高血压、急慢性肝炎、肾炎、夜盲症和近视眼患者常食。

西瓜西红柿汁

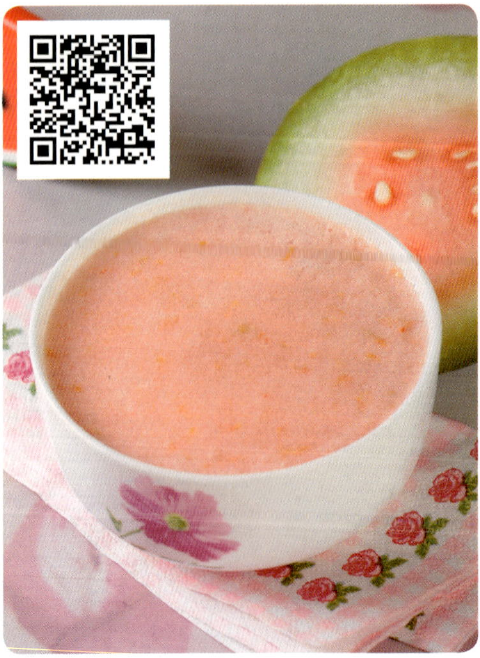

|材料| 西瓜果肉120克，西红柿70克

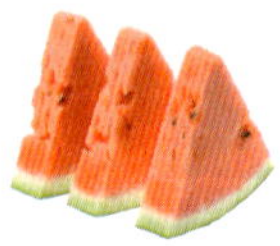

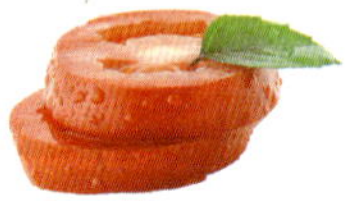

|做法|

①西瓜果肉切块，西红柿切瓣，待用。

②取榨汁机，选择搅拌刀座组合，倒入食材、水，选择“榨汁”功能，榨取蔬菜汁。

③断电后倒出蔬菜汁，装入碗中即成。

能量计算 热量：234千焦，糖类：9.6克，蛋白质：1.1克，脂肪：0.2克。

西红柿肉盏

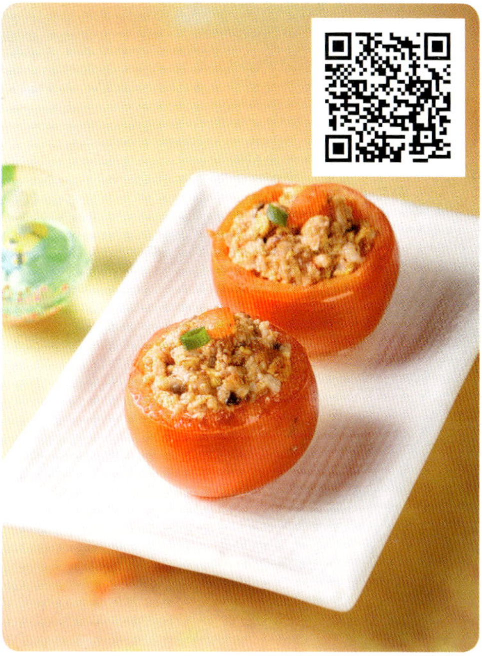

|材料| 西红柿140克，肉末120克，蛋液40克，口蘑、葱段各少许

|调料| 盐2克，鸡粉2克，料酒3毫升，生抽3毫升，食用油适量

|做法|

①口蘑切粒状；葱段切成末；西红柿制成盏，把西红柿果肉切碎，待用。

②用油起锅，倒入口蘑、葱段、蛋液、肉末、西红柿果肉、调料，炒香，即为馅料。取西红柿盏盛入馅料，制成西红柿肉盏。

③蒸锅上火烧开，放西红柿肉盏，蒸至熟后即可食用。

能量计算 热量：1499千焦，糖类：10.6克，蛋白质：12.3克，脂肪：20.2克。

西红柿炒洋葱

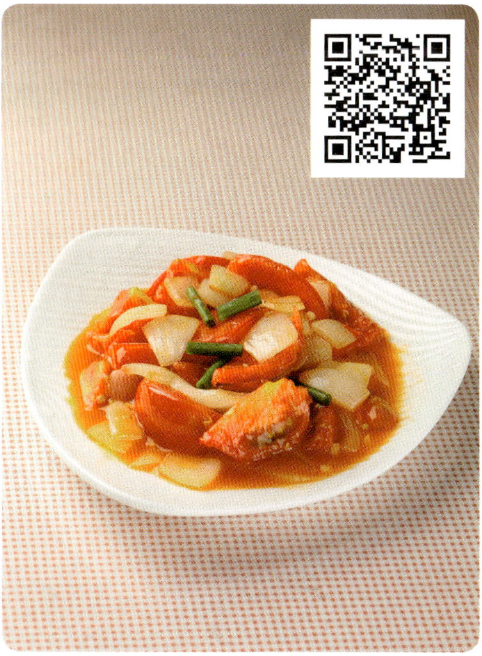

|材料| 西红柿100克，洋葱40克，蒜末、葱段各少许

|调料| 盐2克，鸡粉、水淀粉、食用油各适量

|做法|

①将西红柿切小块，洋葱切小片。

②油起锅，倒入蒜末，爆香。放入洋葱片，炒香。倒入西红柿，炒至其析出水分。加入盐、鸡粉，炒至食材断生。倒入水淀粉，炒至食材熟软。

③关火后盛出食材，撒上葱段即成。

能量计算 热量：523千焦，糖类：7.6克，蛋白质：1.3克，脂肪：9.2克。

西蓝花

降低血液中胆固醇水平、降低血脂、调节血压

热量：138千焦/100克

性味：性凉、味甘

归经：归肝经

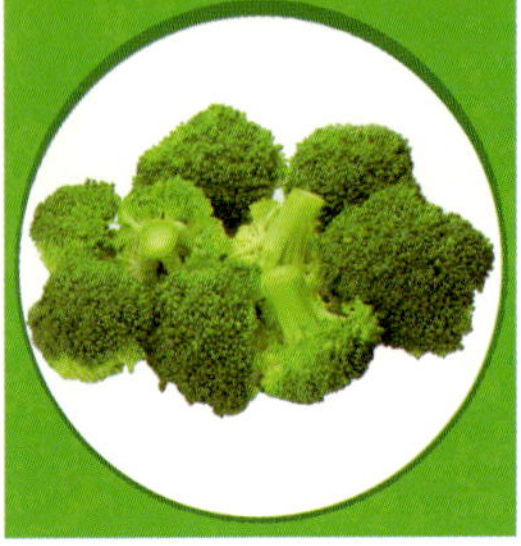

降脂原理

西蓝花中所含的植物固醇，其结构与胆固醇相似，能够在肠道中与胆固醇竞争吸收途径，可有效降低血液中的胆固醇水平，降低血脂、调节血压。西蓝花还含有大量的膳食纤维，有利于脂肪代谢，可预防高脂血症。西蓝花有爽喉、开音、润肺、止咳的功效，长期食用可以减少乳腺癌、直肠癌及胃癌等癌症的发病概率。

西蓝花所含的叶黄素和槲皮素，能够阻止低密度脂蛋白胆固醇氧化后黏在血管壁上，还能够阻止胆固醇氧化，防止血小板凝结成块，从而减少动脉硬化、冠心病及脑卒中的危险。

食用建议

西蓝花对于口干口渴、消化不良、食欲不振、大便干结、癌症、肥胖，及体内缺乏维生素K者有很好的食疗效果。西蓝花对杀死导致胃癌的幽门螺旋菌具有神奇功效。有尿路结石的患者不宜食用。

西蓝花炒什蔬

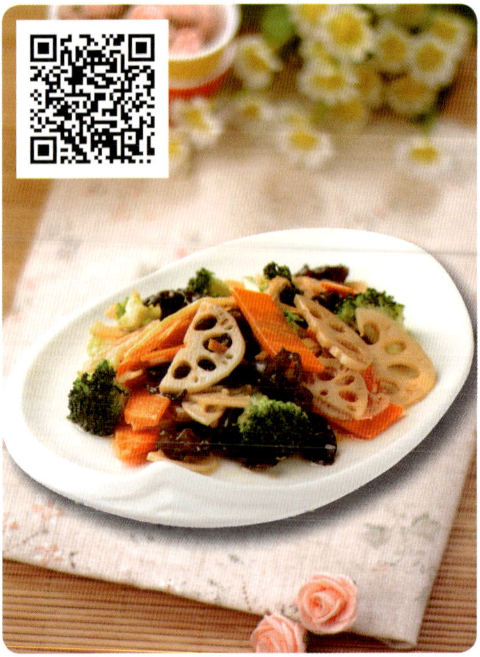

材料 西蓝花120克，水发黄花菜90克，水发木耳40克，莲藕90克，胡萝卜90克，姜片、蒜末、葱段各少许

调料 盐4克，鸡粉2克，料酒10毫升，蚝油10克，水淀粉4毫升，食用油适量

做法

①各食材切好，备用。

②锅中注水烧开，加食用油、胡萝卜、木耳、莲藕，煮1分钟。放入黄花菜、西蓝花，续煮半分钟，捞出备用。

③用油起锅，放入所有调料、食材炒均匀，盛出即成。

能量计算 热量：1402千焦，糖类：46.6克，蛋白质：18.1克，脂肪：10.7克。

虾仁西蓝花

|材料| 西蓝花230克，虾仁60克

|调料| 盐、鸡粉、水淀粉各少许，食用油适量

|做法|

①锅中注水烧开，加入西蓝花，煮至其断生，捞出待用。

②虾仁切小段装碗中，加适量盐、鸡粉、水淀粉，拌匀，腌渍10分钟，备用。锅注油烧热，注水，加盐、鸡粉、虾仁，煮至虾身卷起并呈现淡红色。

③取中摆上西蓝花，盛入虾仁即成。

能量计算 热量：607千焦，糖类：7.6克，蛋白质：12.6克，脂肪：3.1克。

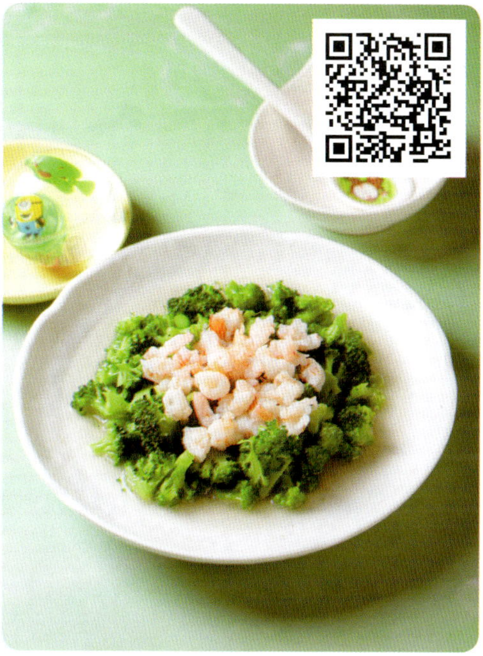

猕猴桃西蓝花青苹果汁

|材料| 猕猴桃80克，青苹果100克，西蓝花80克

|调料| 蜂蜜10克

|做法|

①青苹果切小块，猕猴桃切小块，西蓝花切小块，备用。

②锅中注清水烧开，倒入西蓝花，煮1分钟，至其断生，捞出，沥干，待用。

③取榨汁机，倒入食材、水，榨取蔬果汁，加入蜂蜜，将榨好的蔬果蔬汁倒入杯中即成。

能量计算 热量：674千焦，糖类：32.6克，蛋白质：3.6克，脂肪：1.1克。

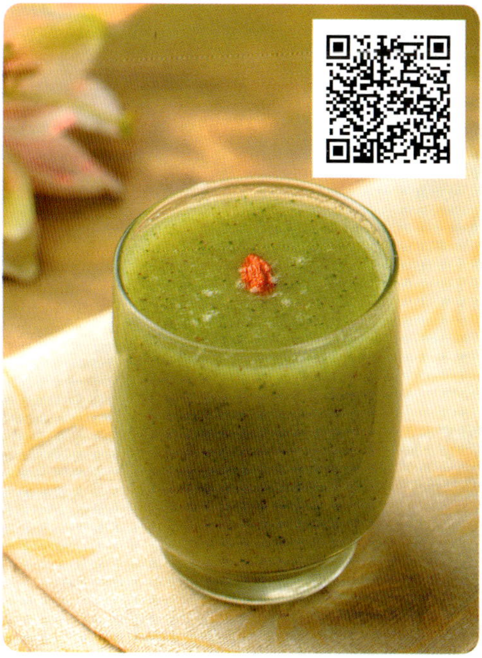

莴笋

延缓肠道对脂肪和胆固醇的吸收、降压降脂降糖

热量：58千焦/100克
性味：性凉、味甘苦
归经：胃、膀胱经

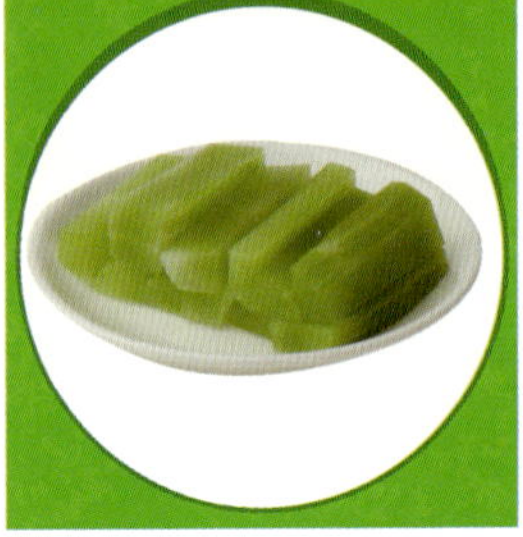

降脂原理

莴笋的脂肪含量很低，所以食用莴笋能够避免摄入大量的脂肪。莴笋中含有大量的膳食纤维和维生素，能够促进肠胃蠕动，延缓肠道对脂肪和胆固醇的吸收，是防治高脂血症的理想食物。莴笋还能改善消化系统和肝脏功能，有助于抵御风湿性疾病的痛风。

莴笋中含有丰富的膳食纤维，能减少肠道对葡萄糖的吸收，有助于控制餐后血糖升高。莴笋含钾量较高，常吃莴笋有利于体内的电解质平衡，促进排尿和乳汁的分泌，减少心脏的压力，对高血压、水肿、心脏病等患者有一定的食疗作用。

食用建议

建议小便不通、尿血、水肿、糖尿病、肥胖、神经衰弱症、高血压、心律不齐、失眠患者，以及妇女产后缺奶或乳汁不通者常食。眼疾、痛风、脾胃虚弱者不宜食用。

蚝油莴笋杏鲍菇

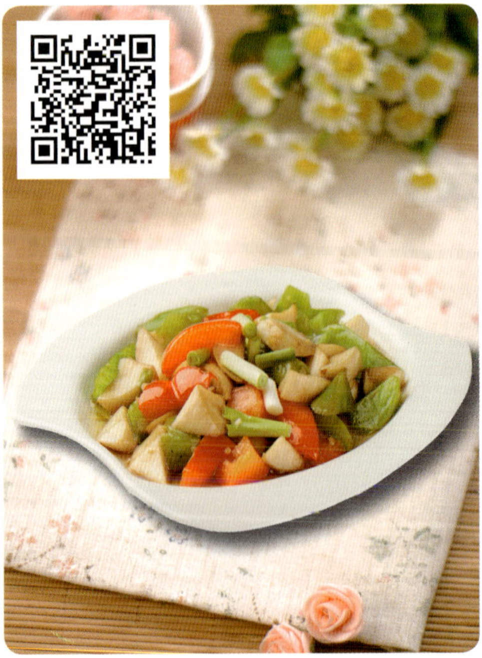

材料 莴笋145克，杏鲍菇130克，彩椒50克，蒜末、葱段各少许

调料 盐3克，鸡粉、白糖各2克，蚝油5克，料酒6毫升，水淀粉、芝麻油、食用油各适量

做法

①杏鲍菇、莴笋、彩椒切块。

②清水烧开，加少许盐、食用油、杏鲍菇、莴笋、彩椒，煮至断生后捞出待用。

③用油起锅，放入蒜末，爆香。倒入食材、料酒、蚝油、盐、鸡粉、白糖、水淀粉、芝麻油，炒至食材熟软即成。

能量计算 热量：653千焦，糖类：15.2克，蛋白质：3.6克，脂肪：10.1克。

茄汁莴笋

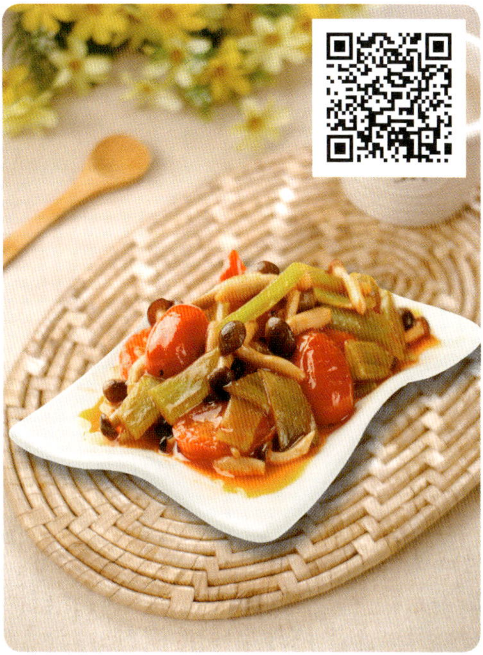

|材料| 莴笋200克，圣女果180克，蟹味菇120克

|调料| 番茄酱20克，盐2克，白糖3克，食用油适量

|做法|

①食材切好备用。锅中注清水烧开，加入蟹味菇、莴笋片、食用油，煮至食材断生后捞出，沥干，待用。

②用油起锅，放圣女果，翻炒至炒出汁水。倒入蟹味菇、莴笋片、白糖、盐、番茄酱，炒匀使食材熟软。

③关火后盛出即成。

能量计算 热量：929千焦，糖类：26.3克，蛋白质：7.6克，脂肪：10.2克。

莴笋烧板栗

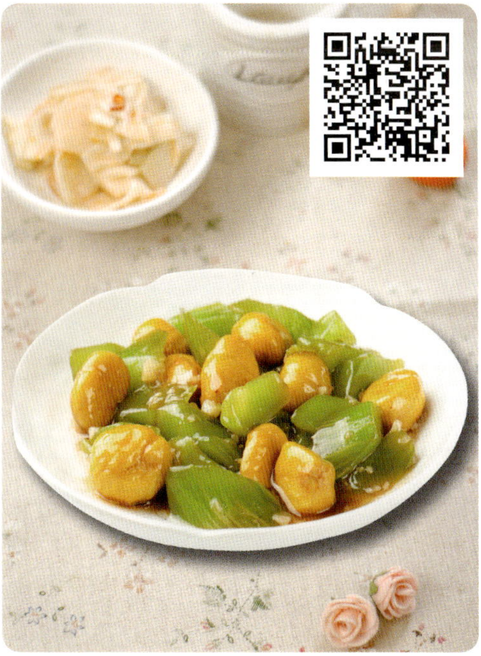

|材料| 莴笋200克，板栗肉100克，蒜末、葱段各少许

|调料| 盐3克，鸡粉2克，蚝油7克，水淀粉、芝麻油、食用油各适量

|做法|

①莴笋切块。清水烧开，加食用油、板栗肉，略煮。放入莴笋，煮约1分钟，至食材断生后捞出，沥干，待用。

②油起锅，放入蒜末、葱段、板栗、莴笋、蚝油、清水、盐、鸡粉，小火焖至熟透。加水淀粉、芝麻油，翻炒。

③关火后盛出即成。

能量计算 热量：1599千焦，糖类：42.6克，蛋白质：6.4克，脂肪：9.3克。

洋葱

扩张血管、降低血液黏稠度和血脂

热量：163千焦/100克
性味：性温、味甘
归经：肝、脾、肺经

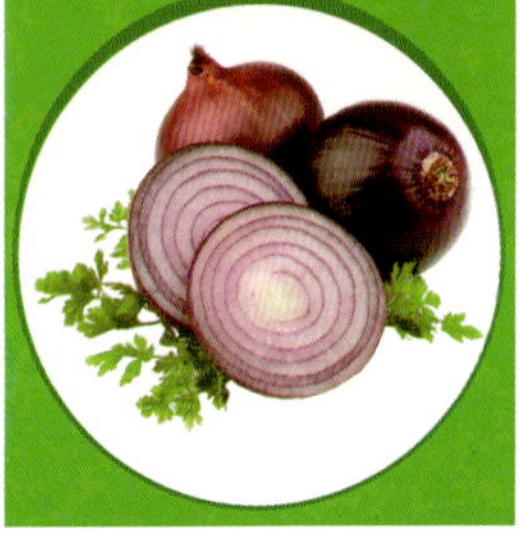

降脂原理

洋葱是极少数含有前列腺素A的蔬菜，能够扩张血管，降低血液黏稠度和血脂，减少外周血管和心脏冠状动脉的阻力，预防血栓。还能对抗人体内儿茶酚胺等升压物质的作用，又能促进钠盐的排泄，从而使血压下降，是高脂血症、高血压患者的佳蔬。

洋葱具有散寒、健胃、发汗、祛痰、杀菌、降血脂、降血压、降血糖、抗癌之功效。洋葱中的前列腺素A能够扩张血管，降低外周血管和冠状动脉的阻力，改善心肌和各组织器官的供血；洋葱中的硫化物能抑制血栓形成，可以降低血管脆性，从而预防心血管疾病、脑血栓等并发症。

食用建议

对于“三高”人群，癌症、急慢性肠炎、痢疾等病症患者，以及消化不良、饮食减少和胃酸不足者，建议常食。但是皮肤类疾病、眼疾、热病等患者不宜食用。

红酒焖洋葱

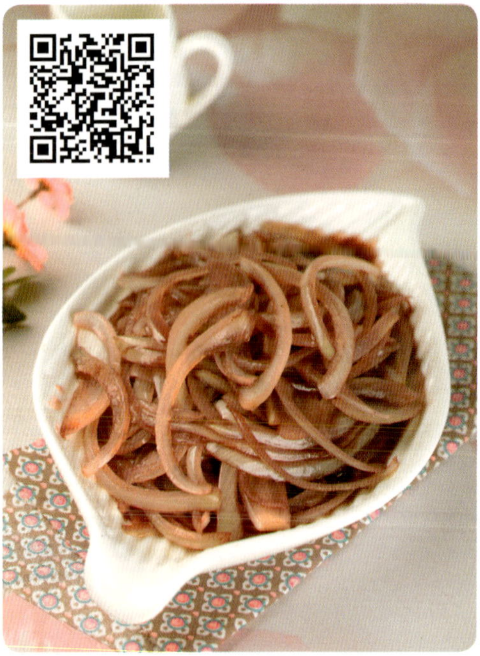

材料 洋葱200克，红酒120毫升

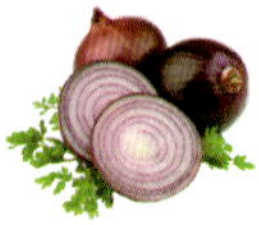

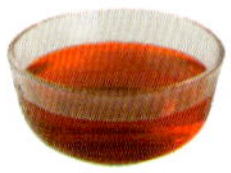

调料 白糖3克，盐少许，水淀粉4毫升，食用油适量

做法

①洋葱切成丝，备用。

②锅中注食用油烧热，放入洋葱，略炒片刻。倒入红酒，炒匀。加入白糖、盐、水淀粉，炒匀。

③将食材盛出即成。

能量计算 热量：879千焦，糖类：9.6克，蛋白质：1.2克，脂肪：9.2克。

芝麻洋葱拌菠菜

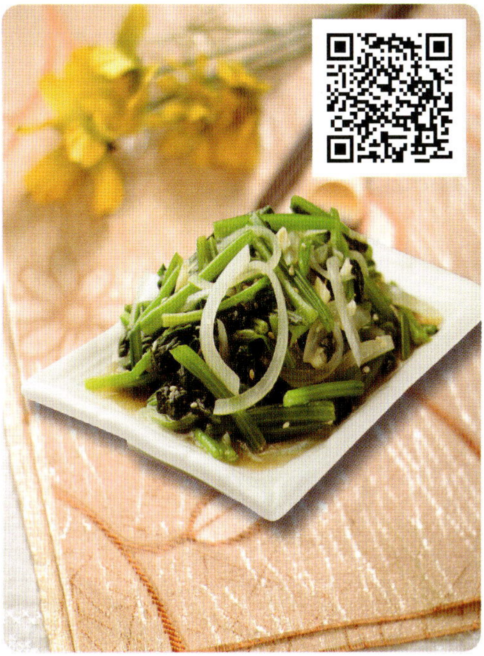

|材料| 菠菜200克，洋葱60克，白芝麻20克，蒜末少许

|调料| 盐2克，白糖3克，生抽4毫升，凉拌醋4毫升，芝麻油3毫升，食用油适量

|做法|

①洋葱切丝，菠菜切段，备用。

②清水烧开，放入食用油、菠菜，焯半分钟。倒入洋葱丝，再煮半分钟，捞出，沥干。将菠菜、洋葱装入碗中，加入盐、白糖、生抽、凉拌醋、蒜末，搅拌至食材入味，加入芝麻油、白芝麻。

③盛出食材即成。

能量计算 热量：1176千焦，糖类：21.6克，蛋白质：9.8克，脂肪：18.6克。

洋葱炒豆腐皮

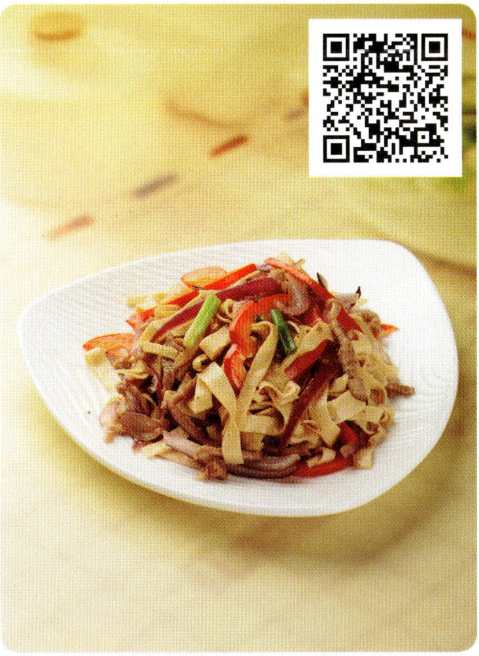

|材料| 豆腐皮230克，彩椒50克，洋葱70克，瘦肉130克，葱段少许

|调料| 盐4克，生抽13毫升，料酒10毫升，芝麻油2毫升，水淀粉9毫升，食用油适量

|做法|

①各食材切好，备用。

②肉丝加适量盐、生抽、水淀粉、食用油，腌渍10分钟。清水烧开，加食用油、豆皮，焯煮半分钟，捞出备用。

③油烧热，放入所有食材、调料，炒匀，盛出即成。

能量计算 热量：4870千焦，糖类：52.3克，蛋白质：132.1克，脂肪：57.2克。

竹笋

降低肠胃黏膜对脂肪的吸收和积蓄、降脂减肥

热量：80千焦/100克
性味：性寒、味甘
归经：胃、大肠经

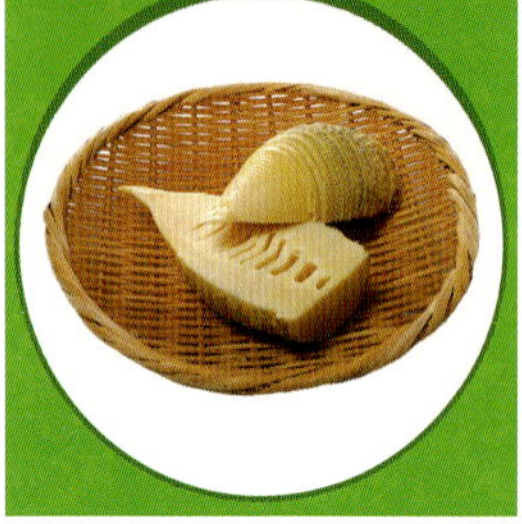

降脂原理

竹笋具有低脂肪、低糖、多纤维的特点，肥胖的人经常吃竹笋，每餐进食的油脂就会被其吸附，降低肠胃黏膜对于脂肪的吸收与积蓄，达到减肥目的的同时能够预防消化道肿瘤。

竹笋具有清热化痰、益气和胃、治消渴、利水道、利膈爽胃、帮助消化、去食积、防便秘等功效。竹笋中植物蛋白、维生素及微量元素的含量均很高，有助于增强机体的免疫功能，提高防病抗病能力，有助于预防冠心病、脑卒中等并发症的发生。

食用建议

竹笋脂肪、淀粉含量很低。建议肥胖者、习惯性便秘者、糖尿病患者、心血管疾病患者常食。但慢性肾炎、泌尿系统结石、寒性疾病患者要慎食。

竹笋炒鸡丝

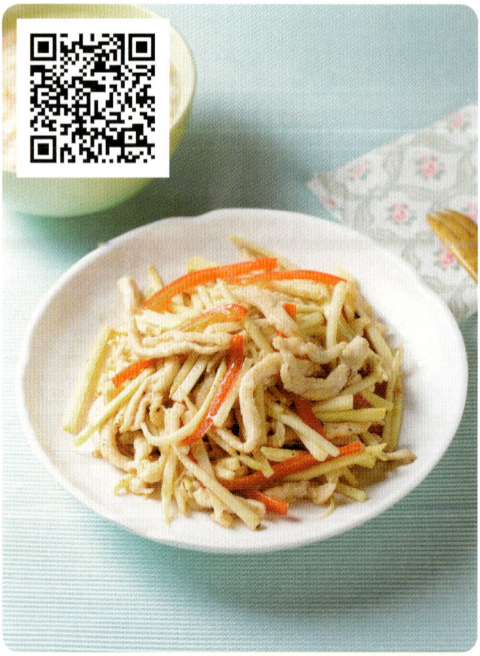

材料 竹笋170克，鸡胸肉230克，彩椒35克，姜末、蒜末各少许

调料 盐2克，鸡粉2克，料酒3毫升，水淀粉、食用油各适量

做法

①竹笋切丝，彩椒切丝，鸡胸肉切丝。

②鸡肉装碗中，加少许盐、鸡粉、水淀粉、食用油，腌渍入味。锅中注水烧开，放竹笋丝，煮至断生，捞出待用。

③热锅注油，倒姜末、蒜末、鸡胸肉、料酒、彩椒丝、竹笋丝、盐、鸡粉、水淀粉，炒匀，盛出即成。

能量计算 热量：1909千焦，糖类：19.1克，蛋白质：36.7克，脂肪：25.3克。

冬笋炒枸杞叶

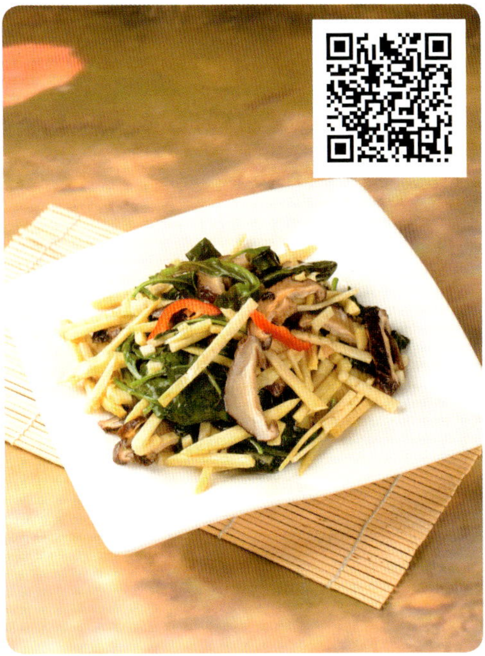

|材料| 枸杞叶80克，水发香菇70克，冬笋180克

|调料| 盐3克，鸡粉2克，水淀粉4毫升，食用油适量

|做法|

①香菇切丝，冬笋切丝。

②锅中注清水烧开，放入冬笋、香菇，煮至其断生，捞出，沥干，待用。

③锅中注食用油烧热，放枸杞叶、冬笋、香菇、盐、鸡粉、水淀粉，炒匀，关火后盛出即成。

能量计算 热量：904千焦，糖类：21.3克，蛋白质：13.2克，脂肪：10.2克。

菌菇冬笋鹅肉汤

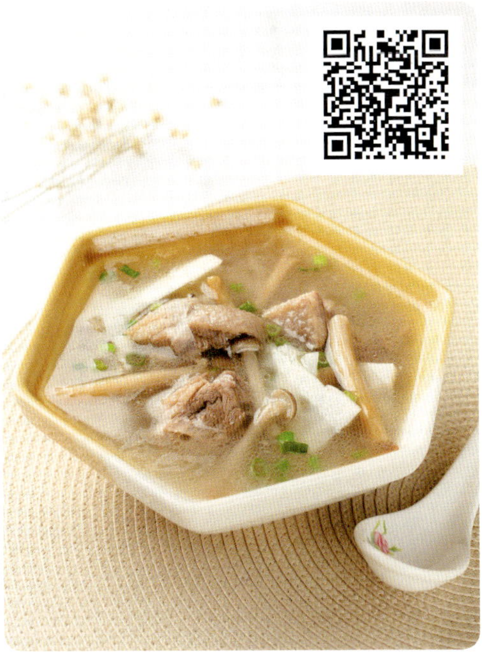

|材料| 鹅肉500克，茶树菇90克，蟹味菇70克，冬笋80克，姜片、葱花各少许

|调料| 盐2克，鸡粉2克，料酒20毫升，胡椒粉、食用油各适量

|做法|

①各食材切好，备用。清水烧开，加鹅肉、料酒，煮沸，焯去血水，备用。

②砂锅中注清水烧开，倒入鹅肉、姜片、料酒，烧开后小火炖至熟软。倒入茶树菇、蟹味菇、冬笋片，小火炖至熟透。放入盐、鸡粉、胡椒粉，至入味。

③关火后盛出汤料，撒上葱花即成。

能量计算 热量：6702千焦，糖类：59.1克，蛋白质：115.7克，脂肪：107.3克。

黑木耳

防止胆固醇在体内沉积、降低血脂、调节血压

热量：858千焦/100克
性味：性平、味甘
归经：肺、胃=肝经

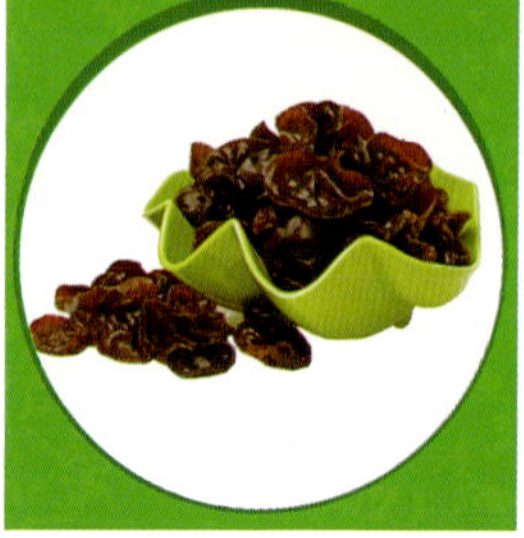

降脂原理

黑木耳富含的卵磷脂可使体内脂肪呈液质状态，有利于脂肪在体内完全消耗，可降低血脂和防止胆固醇在体内沉积，起到降低血脂、调节血压的作用。

黑木耳中所含的多糖成分具有调节血糖、降低血糖的功效，而且黑木耳含有丰富的钾，是优质的高钾食物，对高脂血症并发糖尿病患者有很好的食疗作用。黑木耳还可以防止血液凝固，有助于减少动脉硬化、冠心病等疾病的发生，可防治心脑血管疾病的发生。

食用建议

黑木耳对于脑血栓、心脑血管疾病、结石症患者有食疗作用。缺铁的人士、矿工、冶金工人、纺织工、理发师可常食。慢性肠炎患者慎食。

木耳炒鱼片

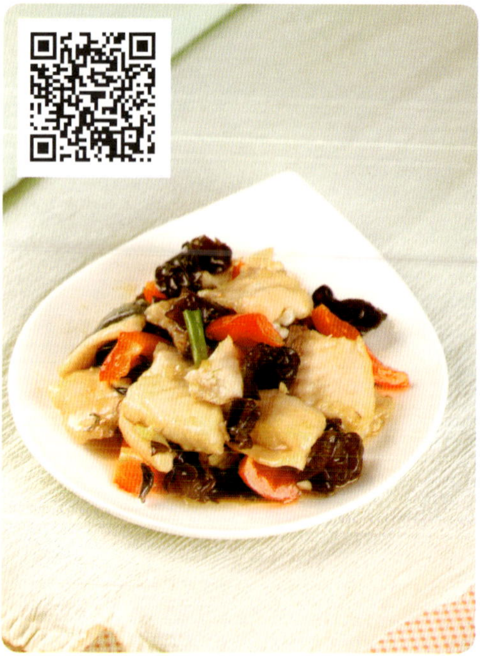

材料 草鱼肉120克，水发木耳50克，彩椒40克，姜片、葱段、蒜末各少许

调料 盐3克，鸡粉2克，生抽3毫升，料酒5毫升，水淀粉、食用油各适量

做法

①木耳、彩椒切小块，草鱼肉切片。

②草鱼片加鸡粉、适量盐、水淀粉、油，腌渍至入味。油烧至四成热，滤勺炸鱼。

③锅底留油，放入姜片、蒜末、葱段，爆香。倒入彩椒块、木耳、草鱼片、料酒、鸡粉、盐、生抽、水淀粉，炒至熟透，关火后盛出即成。

能量计算 热量：1022千焦，糖类：5.9克，蛋白质：21.2克，脂肪：16.2克。

胡萝卜炒木耳

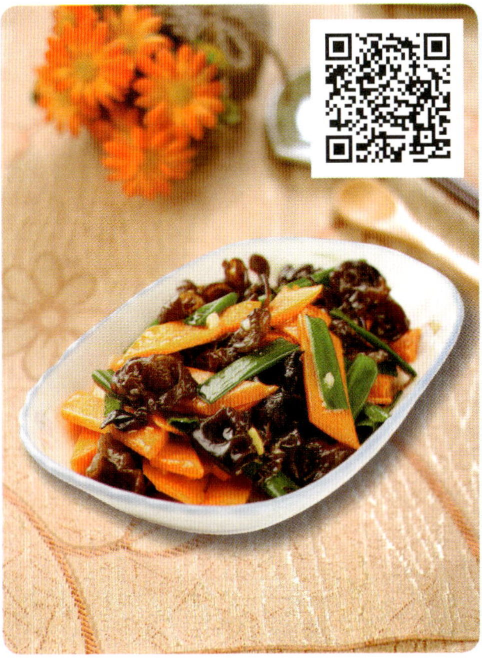

|材料| 胡萝卜100克，水发木耳70克，葱段、蒜末各少许

|调料| 盐3克，鸡粉4克，蚝油10克，料酒5毫升，水淀粉7毫升，食用油适量

|做法|

①将木耳切小块，胡萝卜切片。

②清水烧开，加入木耳、胡萝卜片，煮至其断生，捞出。

③用油起锅，放入蒜末、木耳、胡萝卜、料酒、蚝油，翻炒至食材八成熟。加入盐、鸡粉、水淀粉、葱段，中火翻炒至熟透，关火后盛出即成。

能量计算 热量：594千焦，糖类：12.9克，蛋白质：2.2克，脂肪：9.3克。

木耳拌豆角

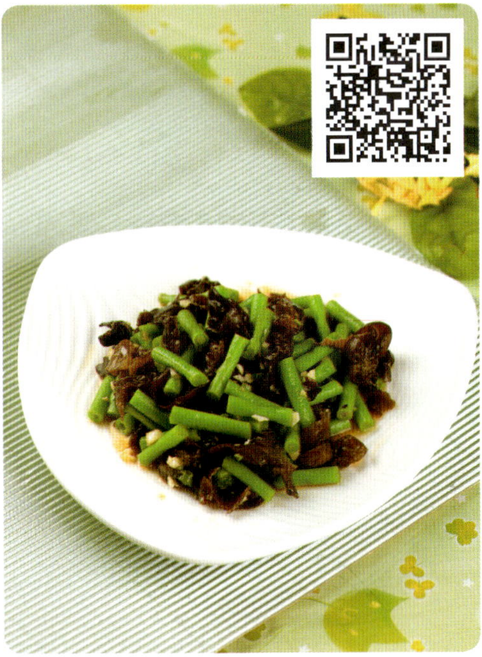

|材料| 水发木耳40克，豆角100克，蒜末、葱花各少许

|调料| 盐3克，鸡粉2克，生抽4毫升，陈醋6毫升，芝麻油、食用油各适量

|做法|

①将豆角切小段，木耳切小块。

②锅中注清水烧开，加入豆角，注入少许食用油，煮约半分钟。放入木耳，煮至断生后捞出，沥干，待用。

③将食材装在碗中，撒上蒜末、葱花、盐、鸡粉、生抽、陈醋、芝麻油，搅拌至食材入味，取盘子，盛入食材即成。

能量计算 热量：527千焦，糖类：8.7克，蛋白质：3.2克，脂肪：10.2克。

猴头菇

降低胆固醇和三酰甘油、促进血液循环

热量：54千焦/100克
性味：性平、味甘
归经：脾、胃、心经

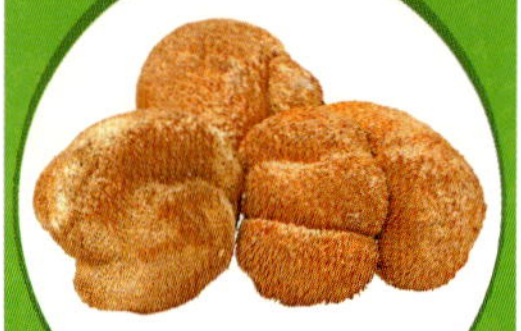

降脂原理

猴头菇是一种高蛋白、低脂肪、富含矿物质和维生素的一种优良食品。猴头菇含不饱和脂肪酸，能降低血胆固醇和三酰甘油含量，调节血脂，利于血液循环，降低血压，是心血管患者的理想食品。

猴头菇有增进食欲，增强胃黏膜屏障功能，提高淋巴细胞转化率，提升白细胞等作用，故可以使人体提高对疾病的免疫能力。猴头菇可增强高脂血症患者对疾病的抵抗力，可以有效预防脂肪肝、肝硬化、胆结石、周围血管疾病、高血压性心脏病、冠心病等各种并发症的发生。

食用建议

猴头菇对于心血管疾病、肠胃疾病、神经衰弱、癌症患者有很好的食疗效果。但是对于菌类过敏的人群要慎食。

红烧猴头菇

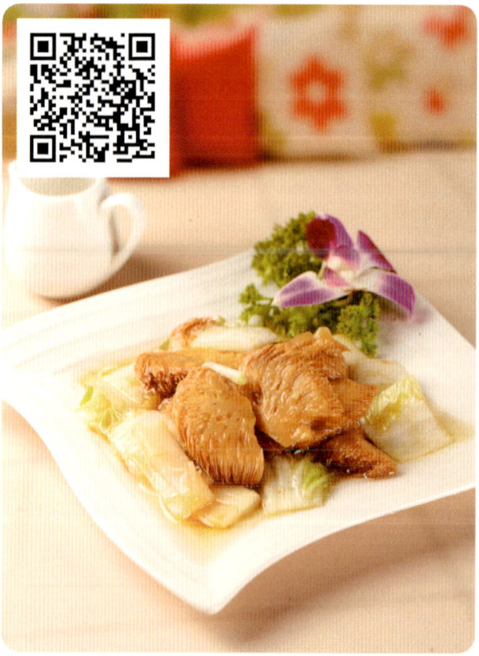

材料 大白菜200克，水发猴头菇80克，竹笋80克，姜片、葱段各少许

调料 盐3克，鸡粉3克，蚝油8克，料酒10毫升，水淀粉5毫升，食用油适量

做法

①竹笋、猴头菇、白菜切好，备用。

②清水烧开，放入适量料酒、竹笋、猴头菇，焯1分钟。加入大白菜，再煮1分钟，捞出，沥干，备用。

③用油起锅，放入姜片、葱段、食材、料酒、蚝油、鸡粉、盐、清水、水淀粉，炒匀，盛出即成。

能量计算 热量：678千焦，糖类：13.6克，蛋白质：7.1克，脂肪：9.5克。

猴头菇鲜虾烧豆腐

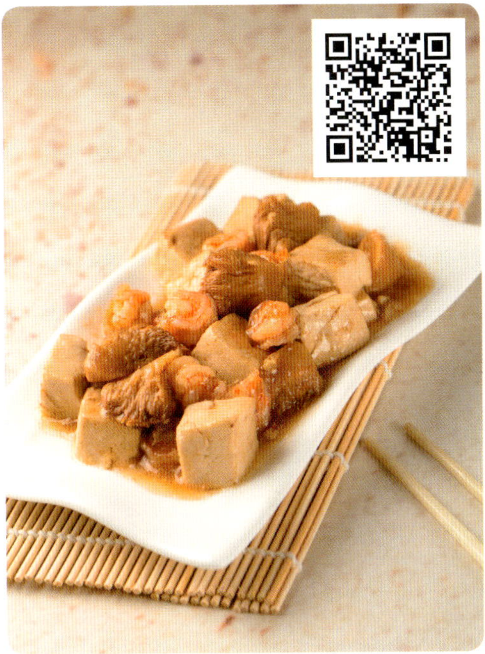

|材料| 水发猴头菇70克，豆腐200克，虾仁60克

|调料| 盐2克，蚝油8克，生抽5毫升，料酒5毫升，水淀粉7毫升，芝麻油2毫升，鸡粉、食用油各适量

|做法|

①豆腐、猴头菇切块，虾仁去除虾线。

②虾仁加料酒和适量盐、鸡粉、水淀粉、芝麻油，腌渍10分钟。清水烧开，倒入猴头菇、豆腐，煮1分钟，捞出备用。

③用油起锅，倒入食材、调料、清水，煮至沸，炒匀，盛出即成。

能量计算 热量：1222千焦，糖类：12.6克，蛋白质：23.6克，脂肪：16.3克。

猴头菇山楂瘦肉汤

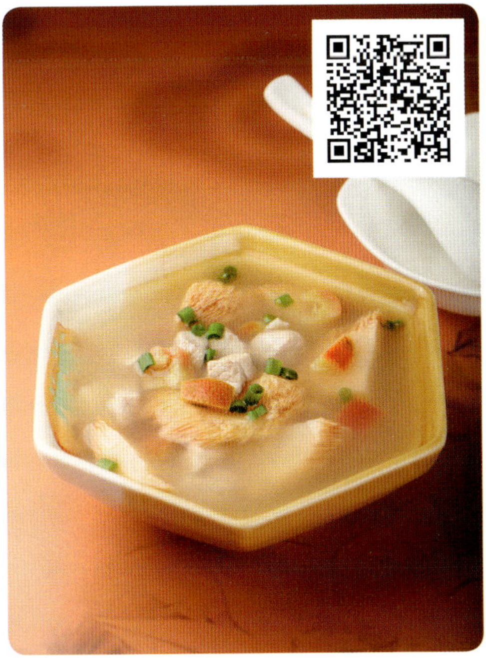

|材料| 水发猴头菇80克，山楂80克，猪瘦肉150克，葱花少许

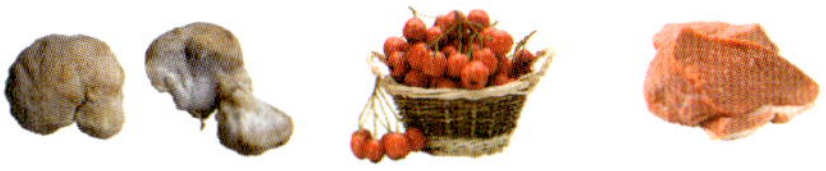

|调料| 料酒8毫升，盐2克，鸡粉2克

|做法|

①猴头菇切小块，猪瘦肉切丁，山楂切小块，备用。

②砂锅中注清水烧开，放入瘦肉、猴头菇、山楂、料酒，烧开后小火煮至熟，加入盐、鸡粉，拌匀。

③盛出撒上葱花即成。

能量计算 热量：1260千焦，糖类：24.6克，蛋白质：32.6克，脂肪：10.9克。

山楂

强心利尿、扩张血管、调节血脂

热量：397千焦/100克
性味：性温，味酸甘
归经：归肝、胃经

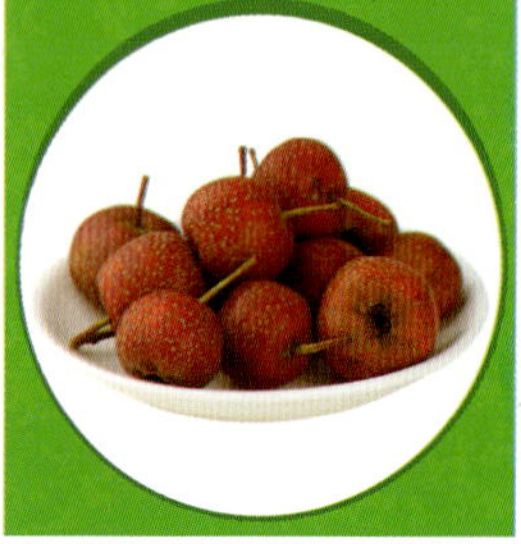

降脂原理

山楂含有的山楂酸、柠檬酸能利尿；其含有的类黄酮有一定强心作用，可发挥缓慢而持久的降压作用；其三萜类成分有显著的扩张血管及降压作用；其含有的解脂酶能促进脂肪类食物的消化，促进消化液分泌，增加胃内酶素，有助于胆固醇转化，可调节血脂及胆固醇含量的功能。

山楂所含的三萜类及黄酮类等成分，具有显著的扩张血管及降压作用，有增强心肌、抗心律不齐、调节血脂及胆固醇含量的功能，有助于高血压患者防治血脂异常，能有效预防高脂血症并发高血压的发生。

食用建议

对于进食后引起的腹满饱胀、高血压、冠心病、心绞痛、高脂血症、阵发性心动过速、癌症、女性月经过期不来、产后瘀血腹痛、恶露不尽，以及肥胖症、坏血病、肝炎、脂肪肝、急慢性肾炎等疾病有食疗效果。

山楂黑豆甘草汤

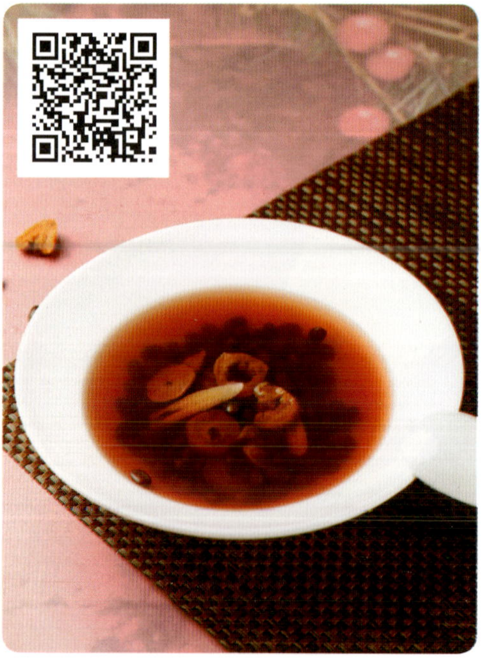

材料 水发黑豆180克，山楂干20克，甘草15克

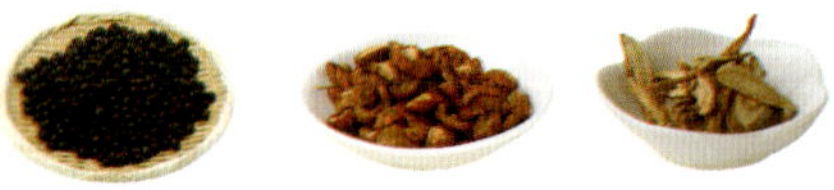

调料 盐2克

做法

①砂锅中注清水，烧开，倒入山楂干、甘草、黑豆，煮沸后用小火煲煮至食材熟透。加入盐，拌匀，再用中火续煮至汤汁入味。

②盛出黑豆汤，装入汤碗中即成。

能量计算 热量：3163千焦，糖类：79.7克，蛋白质：72.1克，脂肪：30.1克。

山楂灵芝香菇汤

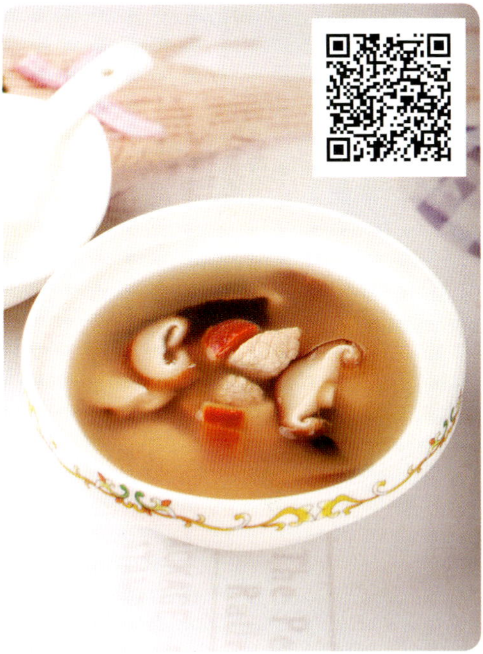

|材料| 猪瘦肉100克，山楂85克，鲜香菇50克，灵芝3克

|调料| 盐、鸡粉各少许

|做法|

①将山楂切小块，香菇切片，猪瘦肉切丁，备用。

②砂锅中注清水烧开，倒入灵芝、香菇片、山楂、瘦肉丁，使材料散开。煮沸后用小火煮至食材熟透。加入盐、鸡粉，转中火，续煮至汤汁入味。

③关火后盛出汤料即成。

能量计算 热量：1025千焦，糖类：16.3克，蛋白质：23.7克，脂肪：6.8克。

玉米须山楂茶

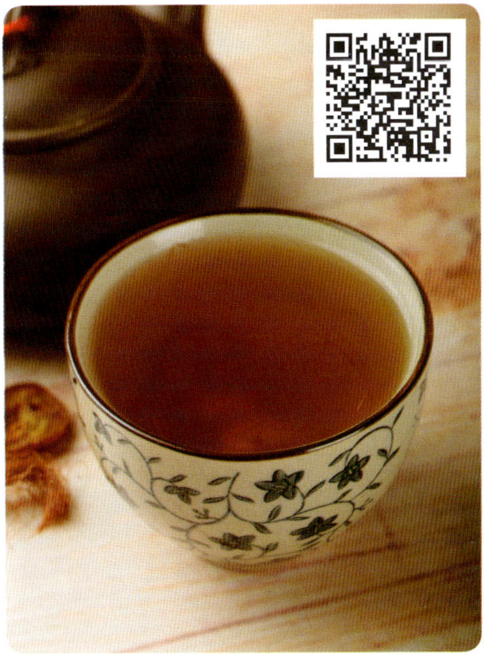

|材料| 干山楂10克，玉米须3克

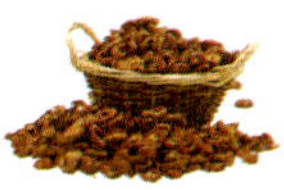

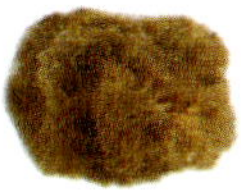

|调料| 蜂蜜少许

|做法|

①锅中注入清水烧开，放入玉米须、干山楂，煮沸后用小火煮至其析出有效成分，搅拌片刻。

②盛出煮好的药茶，装入杯中，加入蜂蜜即可饮用。

温馨提示 脾胃虚弱、胃酸过多、气虚便溏者慎食。

葡萄

降低血清胆固醇、降低血小板凝集力、降血脂

- 热量：178千焦/100克
- 性味：性平、味甘
- 归经：肺、胃、肾经

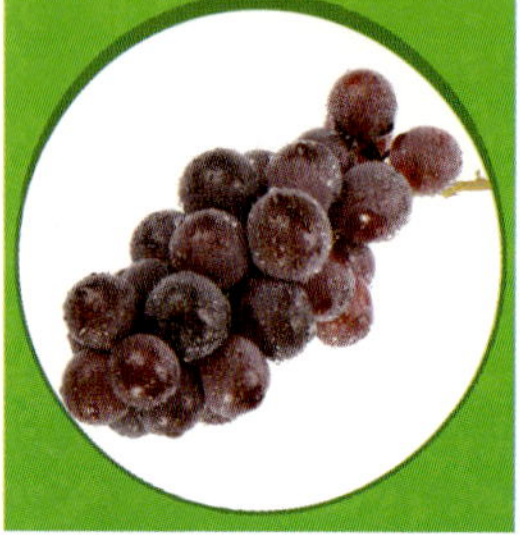

降脂原理

葡萄富含钾，能有效降低血压，降低人体血清胆固醇水平，降低血小板的凝聚力，降低血脂。葡萄不仅能抗病毒杀细菌，降低胃酸，还可以补益和兴奋大脑神经，甚至还能起到防癌抗癌的效果，对泌尿系统感染、高血压、高脂血症等病症有一定食疗效果。葡萄中含的类黄酮是一种强力抗氧化剂，可清除体内自由基，抗衰老，可预防血管和脑组织老化。

葡萄能比阿司匹林更好地阻止血栓形成，并且能降低人体血清胆固醇水平，降低血小板的凝聚力，对预防心脑血管病有一定作用。

食用建议

建议冠心病、脂肪肝、癌症、高血压、水肿、贫血、风湿性关节炎、四肢筋骨痛和贫血患者常食。适宜儿童、孕妇食用。

芹菜杨桃葡萄汁

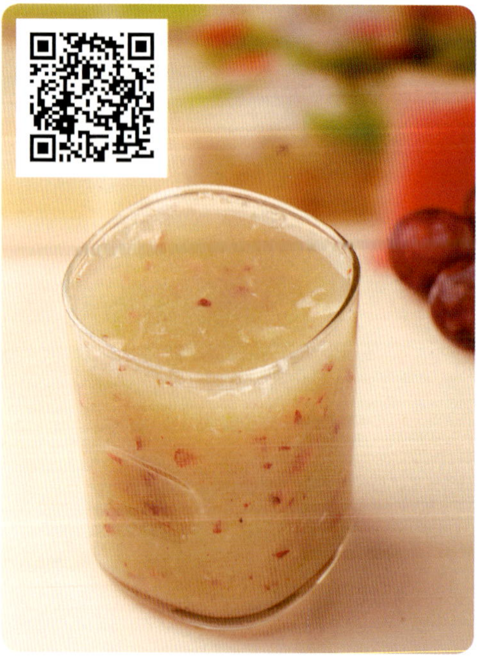

材料 芹菜40克，杨桃180克，葡萄80克

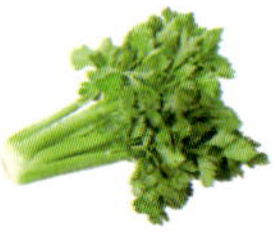
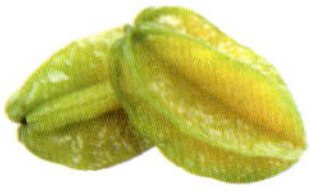
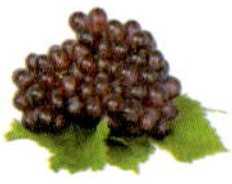

做法

①芹菜切段，葡萄切小块，杨桃切小块。

②取榨汁机，倒入芹菜、葡萄、杨桃、清水，榨取果蔬汁。将榨好的果蔬汁倒入杯中即成。

能量计算 热量：547千焦，糖类：22.3克，蛋白质：2.1克，脂肪：0.5克。

猕猴桃

降低血液中胆固醇浓度、调节血脂

热量：234千焦/100克

性味：性寒、胃酸

归经：胃、膀胱经

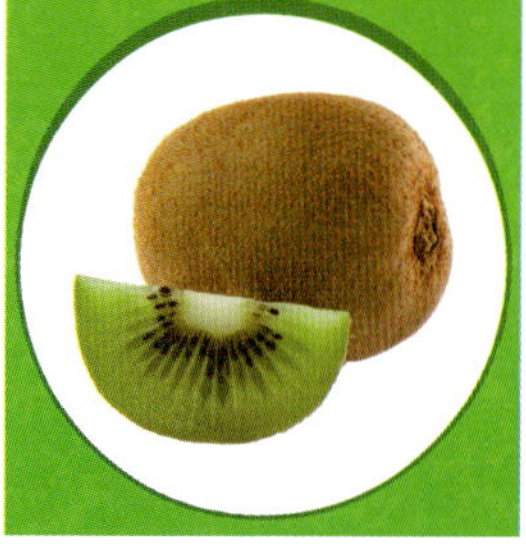

降脂原理

猕猴桃含有丰富的果胶，可降低血液中胆固醇浓度，调节血脂，预防心脑血管疾病。其富含钾，能有效降低血压，适合高血压患者食用。

猕猴桃中的维生素及活性成分可以降低血液中低密度脂蛋白、三酰甘油等的含量，抑制动脉硬化的发生、发展，从而防治冠心病、高血压、脑卒中等心脑血管疾病，还可减少自由基对组织细胞的损害，有助于预防血脂异常引起糖尿病发生周围血管病变等。

食用建议

建议胃癌、食管癌、肺癌、乳腺癌、高血压、冠心病、关节炎、尿道结石、食欲不振、消化不良者常食。适宜航空、航海、矿井等特种工作人员食用。

芦荟猕猴桃汁

|材料| 芦荟100克，猕猴桃100克

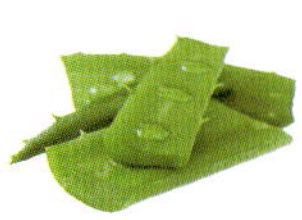

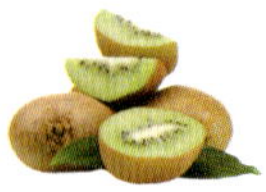

|做法|

①猕猴桃切小块，芦荟切小块。

②取榨汁机，将猕猴桃、芦荟倒入搅拌杯中，倒入清水，榨取果汁。

③将榨好的果汁倒入杯中即成。

能量计算 热量：334千焦，糖类：20.5克，蛋白质：1.1克，脂肪：0.6克。

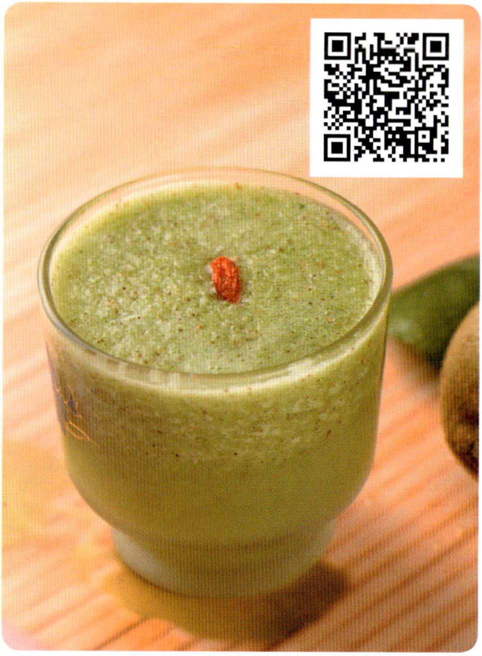

草鱼

降压降脂、滋补开胃、抗衰养颜

热量：473千焦/100克
性味：性温、味甘
归经：归肝、胃经

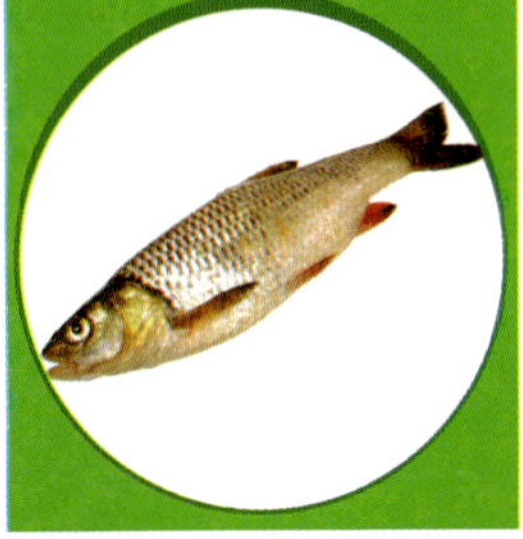

降脂原理

草鱼肉性温味甘，有暖胃和中之功效，草鱼胆有明显降压作用，有祛痰及轻度镇咳作用。草鱼含有丰富的不饱和脂肪酸，对血液循环有利，可有效降低血压、血脂，对于身体瘦弱、食欲不振的人来说，草鱼肉嫩而不腻，可以开胃、滋补。

草鱼肉中含有丰富的硒元素，经常食用，有稳定血糖的功效，还可抗衰老、养颜美容，而且对肿瘤患者也有一定的食疗作用。硒可以稳定血糖，减少因血脂异常导致的胰岛细胞负担加重而诱发或加重糖尿病的风险，并且减少心血管疾病的并发率。

食用建议

冠心病、高血压、高脂血症患者，小儿发育不良者，水肿、肺结核、风湿头痛患者，产后乳少、体虚气弱者可常食。

菠萝炒鱼片

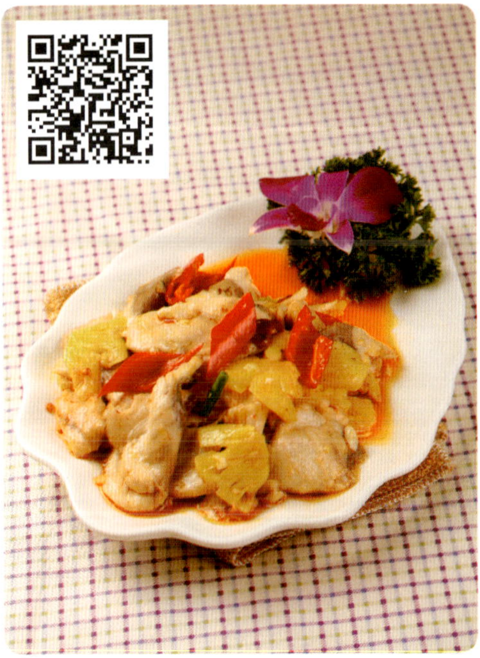

材料 菠萝肉75克，草鱼肉150克，红椒25克，姜片、蒜末、葱段各少许

调料 豆瓣酱7克，盐2克，鸡粉2克，料酒4毫升，水淀粉、食用油各适量

做法

①各食材切好，备用。

②鱼片加适量盐、鸡粉、水淀粉、食用油，腌渍至入味。油烧至五成热，放入鱼片，滑油至断生，捞出，沥干，待用。

③用油起锅，加入食材、调料，中火翻炒至入味，关火后盛出即成。

能量计算 热量：1155千焦，糖类：10.6克，蛋白质：21.3克，脂肪：15.6克。

鲈鱼

抑制钠盐对血压的影响
降血压，降低血脂

热量：440千焦/100克
性味：性平、味甘
归经：肝、脾、肾经

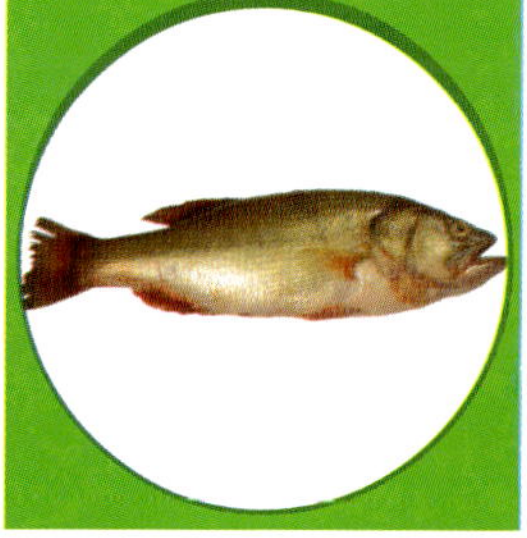

降脂原理

鱼类蛋白质含有丰富的蛋氨酸和牛磺酸，能影响血压的调节机制，使尿钠排出量增加，从而抑制钠盐对血压的影响，降低高血压的发病率。鱼肉含维生素和矿物质可降低血脂和胆固醇。

鲈鱼具有补肝肾、益脾胃、化痰止咳之效，对肝肾不好的人有很好的补益作用，可治胎动不安、产生少乳等病症。鲈鱼鱼油具有明显的调节血脂功能，能够预防动脉硬化。

食用建议

贫血头晕、慢性肾炎、习惯性流产、女性妊娠水肿、胎动不安、产后乳汁缺乏者可常食。

清蒸开屏鲈鱼

材料 鲈鱼500克，姜丝、葱丝、彩椒丝各少许

调料 盐2克，鸡粉2克，胡椒粉、蒸鱼豉油各少许，料酒8毫升

做法

①将鲈鱼切成相连的块状。

②将鲈鱼放盐、鸡粉、胡椒粉、料酒，腌渍10分钟。把鲈鱼放入盘中，摆放成孔雀开屏造型，放入蒸锅，大火蒸7分钟。把开屏鲈鱼取出，撒上姜丝、葱丝、彩椒丝，浇上热油，激出葱姜的香味。

③由盘底加入蒸鱼豉油即成。

能量计算 热量：2243千焦，糖类：2.8克，蛋白质：94.6克，脂肪：17.9克。

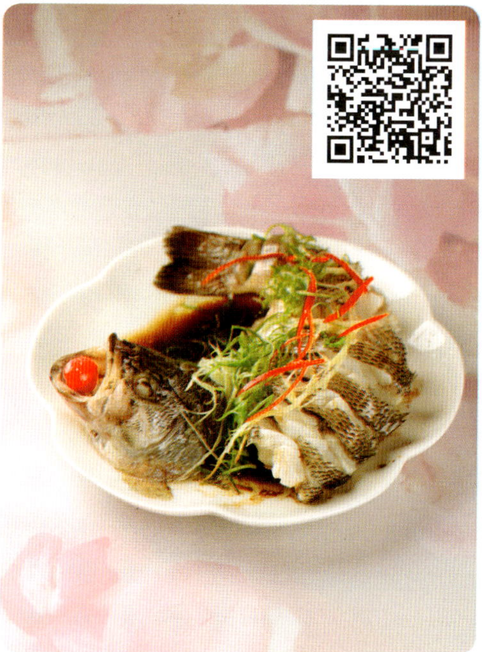

三文鱼

调节血压、降低血脂和胆固醇

热量：557千焦/100克
性味：性平、味甘
归经：入肝、肾经

降脂原理

三文鱼有补虚劳、健脾胃、暖胃和中的功能，可治消瘦、水肿、消化不良等病症。三文鱼中含有丰富的不饱和脂肪酸，可调节血压，还能有效降低血脂和血胆固醇，防治心血管疾病。鲑鱼还含有一种叫做虾青素的物质，是一种非常强力的抗氧化剂，有增强脑功能、防止老年痴呆和预防视力减退的功效；三文鱼中含有丰富的不饱和脂肪酸，能有效提升高密度脂蛋白胆固醇、降低血脂和低密度脂蛋白胆固醇，防治冠心病等心血管疾病。三文鱼能有效地预防诸如高脂血症并发糖尿病的发生、发展，具有很高的营养价值，享有“水中珍品”的美誉。

食用建议

三文鱼可有效预防糖尿病，促进钙的吸收。适于老年人、心脑血管病患者和脑力劳动者常食。但是过敏体质的人及痛风、高血压患者慎食。

蔬菜三文鱼粥

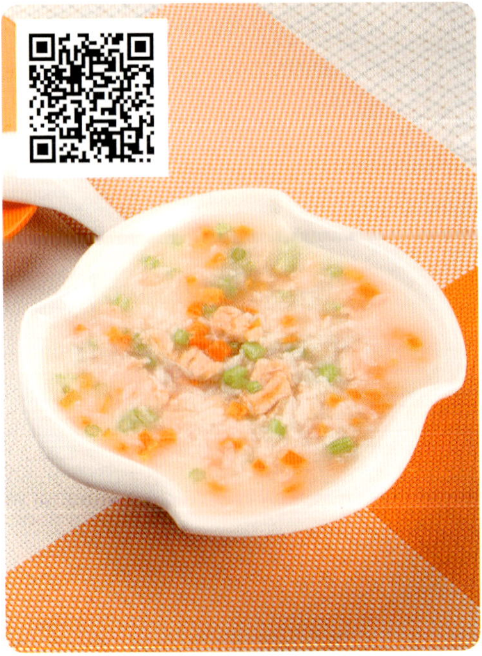

材料 三文鱼120克，胡萝卜50克，芹菜20克

调料 盐3克，鸡粉3克，水淀粉3克，食用油适量

做法

①芹菜、胡萝卜切粒；三文鱼切片放入适量盐、鸡粉、水淀粉，腌渍至入味。

②砂锅注清水烧开，倒入水发大米，加食用油，慢火煲至大米熟透。倒入胡萝卜粒，慢火煮至食材熟烂。加入三文鱼、芹菜，拌匀煮沸。加盐、鸡粉，拌匀，盛出即成。

能量计算 热量：1162千焦，糖类：4.8克，蛋白质：21.6克，脂肪：15.9克。

海带

扩张外周血管、降压降脂

热量：50千焦/100克
性味：性寒、味咸
归经：肝、胃、肾经

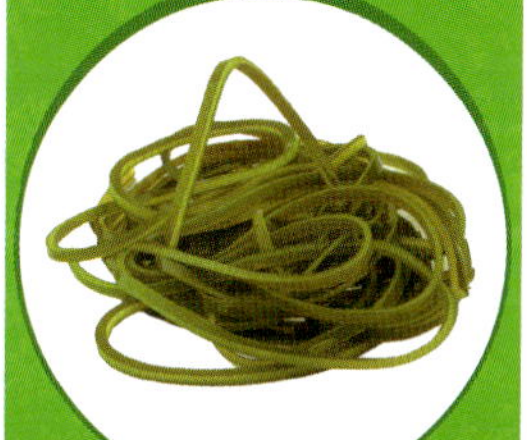

降脂原理

海带中富含钙，钙可降低人体对胆固醇的吸收，并能降低血压。海带还含有丰富的钾，钾有平衡钠摄入过多的作用，并有扩张外周血管的作用，故海带对高血压有很好的食疗作用。

海带几乎没有热量，有助于降低血脂，对于预防肥胖症颇有益处。因海带含丰富膳食纤维，具有润肠通便的作用，可帮助脂质排出，减少脂质在肠壁的沉积吸收。海带中还含有海带多糖，能够保护胰岛细胞，增加糖尿病患者的糖耐量，降血糖作用明显；而且还可降低血清总胆固醇和三酰甘油含量，对防治血脂异常导致糖尿病有很好的预防作用。

食用建议

建议甲状腺肿大、高血压、冠心病、动脉粥样硬化、肾衰竭、脑水肿患者常食。孕妇、甲状腺功能亢进者慎食。

桑叶海带炖黑豆

材料 桑叶5克，海带170克，水发黑豆100克，姜片、葱段各少许

调料 盐2克，食用油适量

做法

①海带切成小块。

②砂锅注清水烧开，倒入桑叶，小火炖至药性完全析出。倒入黑豆、海带，拌匀，小火炖30分钟。放入食用油、盐，使入味。

③盛出装入碗中，撒上葱花即成。

能量计算 热量：1966千焦，糖类：37.2克，蛋白质：38克，脂肪：19.9克。

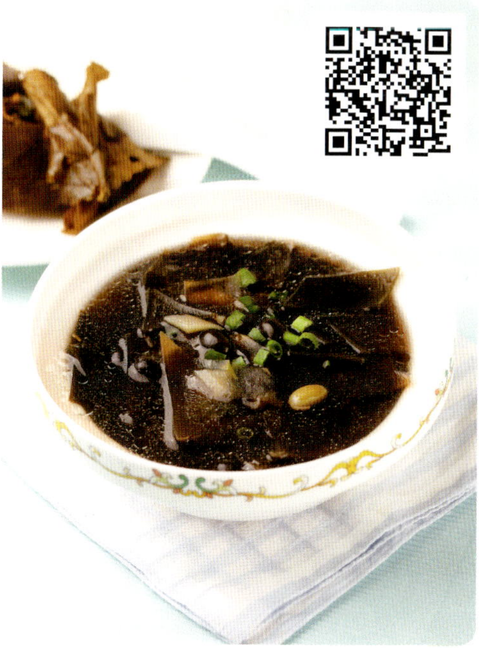

牛肉

降低血脂、预防动脉硬化

热量：444千焦/100克
性味：性平、味甘
归经：归脾、胃经

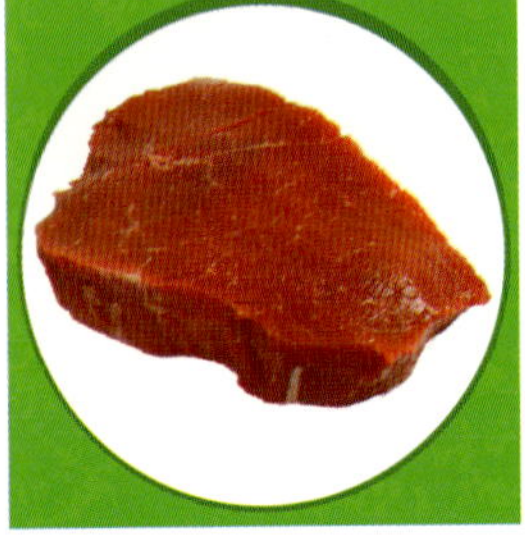

降脂原理

牛瘦肉富含优质蛋白质，其氨基酸组成比猪肉更接近人体需要，有利于降低高血压发病率，缓解高钠饮食引起的高血压病情。牛瘦肉中的锌元素能减少胆固醇在人体内的蓄积，降低血脂，预防动脉硬化，还能提高机体抗病能力，对生长发育及术后、病后调养的人在补充失血、修复组织等方面特别适宜。

牛瘦肉中的硒可促进胰岛素的合成，锌含量很高，能支持蛋白质合成，增强肌肉力量，可提高胰岛素合成代谢的效率，所以适量吃些牛肉对控制血糖有一定的好处，可预防心脑血管并发症。

食用建议

建议高血压、冠心病、血管硬化和糖尿病患者，老年人，儿童以及身体虚弱者常食。对于有内热者，皮肤病、肝病、肾病患者慎食。

韭菜炒牛肉

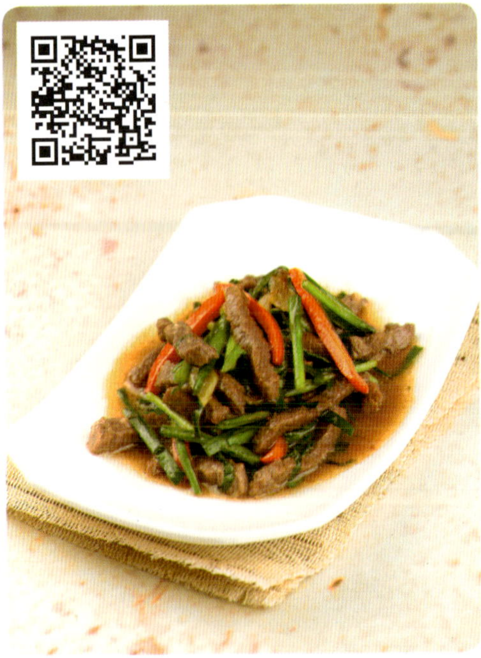

材料 牛肉200克，韭菜120克，彩椒35克，姜片、蒜末各少许

调料 盐3克，鸡粉2克，料酒4毫升，生抽5毫升，水淀粉、食用油各适量

做法

①韭菜洗净切段；彩椒洗净切粗丝；牛肉切丝装入碗中，放入料酒和适量盐、生抽、水淀粉、食用油，腌渍至入味。

②用油起锅，倒入肉丝，翻炒至变色。放入姜片、蒜末、韭菜、彩椒，大火炒至食材熟软。加盐、鸡粉、生抽，中火炒匀至入味。

③关火后盛出即成。

能量计算 热量：1448千焦，糖类：8.9克，蛋白质：43.5克，脂肪：15.3克。

杨桃炒牛肉

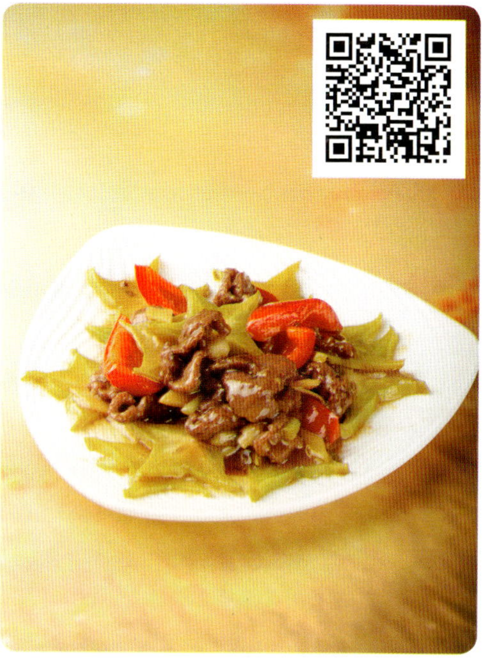

|材料| 牛肉130克，杨桃120克，彩椒50克，姜片、蒜片、葱段各少许

|调料| 盐3克，鸡粉2克，食粉、白糖各少许，蚝油6克，料酒4毫升，生抽10毫升，水淀粉、食用油各适量

|做法|

①彩椒切小块，牛肉切片，杨桃切片。

②牛肉片加生抽和适量食粉、盐、鸡粉、水淀粉，腌渍至入味。清水烧开，倒入牛肉，汆变色后捞出待用。

③用油起锅，倒入所有调料、食材，炒匀即成。

能量计算 热量：862千焦，糖类：12.8克，蛋白质：39.9克，脂肪：13.2克。

罐焖牛肉

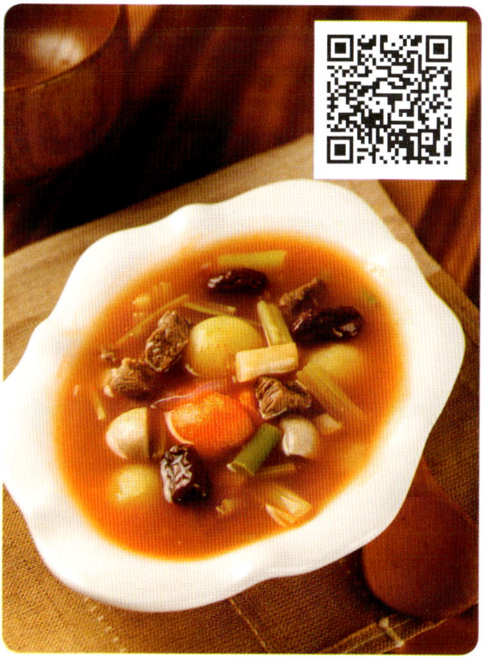

|材料| 牛肉150克，土豆180克，胡萝卜70克，口蘑40克，洋葱30克，红枣10克，蒜苗20克，芹菜20克，香叶、姜末、蒜末、葱段各少许

|调料| 盐3克，鸡粉3克，水淀粉5毫升，料酒5毫升，番茄汁15毫升，食用油适量

|做法|

①各食材切好；土豆、胡萝卜用勺挖成球；清水烧开，牛肉焯煮变色，捞出。

②砂锅中倒入清水烧开加所有调料、食材，小火焖煮至汤汁浓稠，拌匀。

③盛出即成。

能量计算 热量：1888千焦，糖类：58.9克，蛋白质：48.6克，脂肪：19.8克。

兔肉

滋阴凉血、保护血管壁、降压降脂

热量：426千焦/100克

性味：性凉、味甘

归经：脾、大肠经

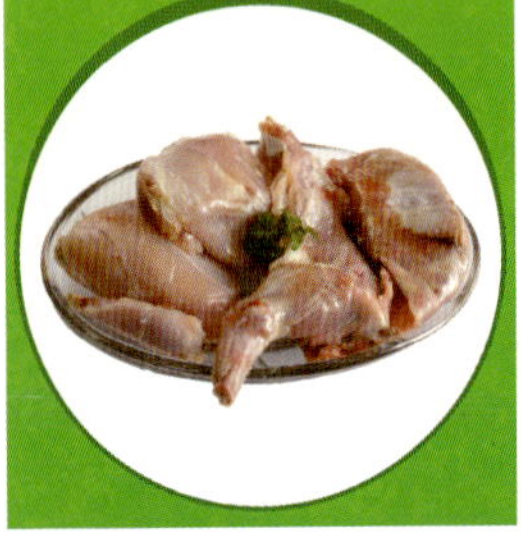

降脂原理

兔肉富含卵磷脂，所含的脂肪和胆固醇均低于其他肉类，而且脂肪又多为不饱和脂肪酸。兔肉含有多种维生素和8种人体必需的氨基酸（其中含有较多人体最易缺乏的赖氨酸、色氨酸）。兔肉可滋阴凉血、益气润肤、解毒祛热，经常食用可保护血管壁，阻止血栓形成，对高血压、冠心病、糖尿病患者有益处。

兔肉所含卵磷脂，可使多余胆固醇排出体外，还有保护血管壁、防止动脉硬化和血栓形成，清除血管壁沉积物，降低血压和血脂，适合肥胖型高血压、高脂血症患者食用，能预防高血压、高脂血症患者发生动脉粥样硬化、脑血管意外等。

食用建议

营养不良、气血不足、肝病、心血管病、糖尿病患者可常食。但是孕妇及阳虚者慎食。

兔肉萝卜煲

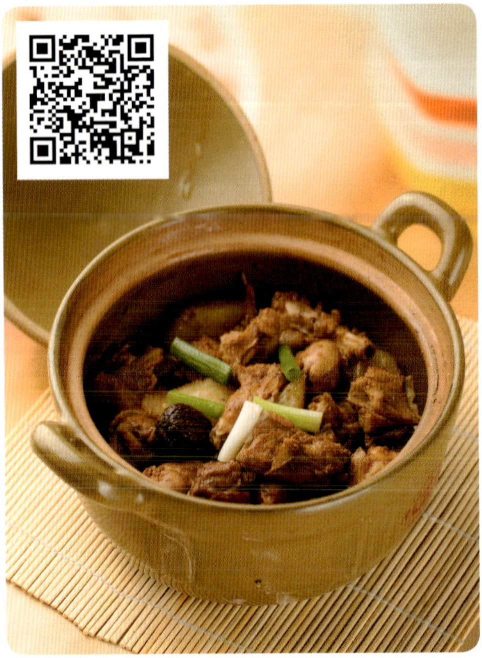

|材料| 兔肉500克，白萝卜500克，香叶、八角、草果、姜片、葱段各少许

|调料| 盐2克，料酒10毫升，生抽10毫升

|做法|

①白萝卜切小块。锅中注水烧开，倒入兔肉，焯去血水，捞出，待用。

②用油起锅，放姜片、葱段、兔肉、香叶、八角、草果、料酒、生抽、清水，煮至沸。放白萝卜，小火焖至熟透。

③将食材转到砂锅中置旺火上，放盐，大火加热至食材入味，放葱段即成。

能量计算 热量：2319千焦，糖类：29.3克，蛋白质：105.9克，脂肪：11.3克。

鸡胸肉

抑制血管紧张素转化酶活性、降压降脂

热量：699千焦/100克
性味：性温、味甘
归经：归脾、胃经

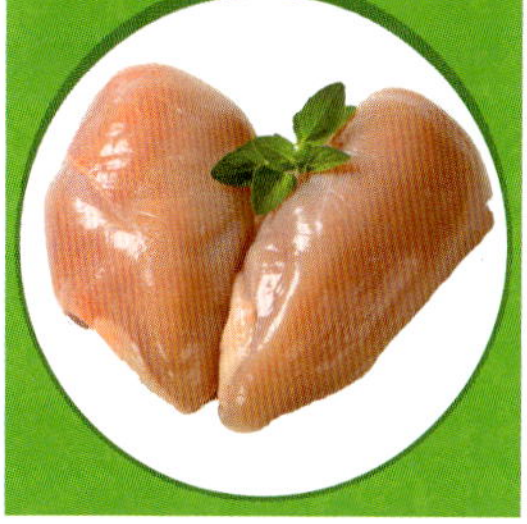

降脂原理

鸡胸肉中含有的胶原蛋白，有助于抑制血管紧张素转化酶活性，减少血管紧张素Ⅱ的生成，可使血管舒张，溶血量减少，血压下降。其所含磷脂可乳化血液中的脂肪和胆固醇，使其排出体外，有助于预防动脉硬化等疾病。

鸡胸肉中含有的不饱和脂肪酸，能够降低对人体不利的低密度脂蛋白胆固醇，对预防高血压、高脂血症有很好的效果。鸡胸肉富含优质蛋白，易被人体吸收，而高血压、高脂血症并发糖尿病患者蛋白质的消耗量比正常人快，故鸡胸肉是其良好的蛋白质来源。

食用建议

建议营养不良、气血不足、面色萎黄者，以及体质虚弱或乳汁缺乏的产妇，月经不调、白带清稀者常食之。

香菜炒鸡丝

材料 鸡胸肉400克，香菜120克，彩椒80克

调料 盐3克，鸡粉2克，水淀粉4毫升，料酒10毫升，食用油适量

做法

①香菜切段，彩椒切丝，鸡胸肉切丝。

②将鸡肉丝放入碗中，加入适量盐、鸡粉、水淀粉、食用油，腌渍至入味。热锅注油，烧至四成热，倒入鸡肉丝，滑油至变色，捞出，沥干，备用。

③锅底留油，加彩椒丝，略炒。放入鸡肉丝、料酒、鸡粉、盐、香菜，炒匀即成。

能量计算 热量：2327千焦，糖类：23.3克，蛋白质：82.9克，脂肪：31.3克。

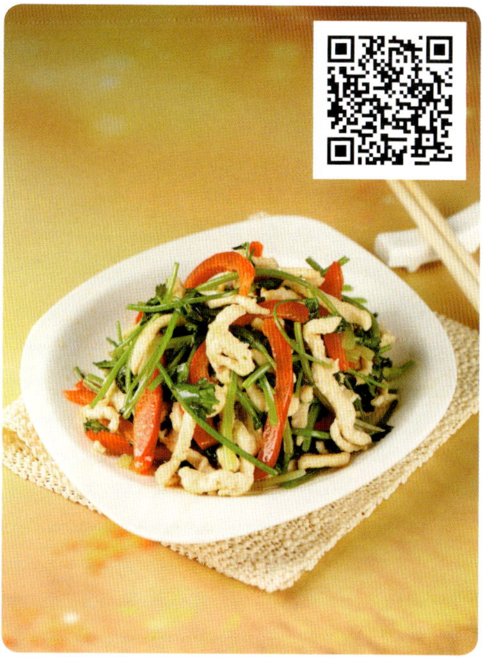

鸡蛋清

清热解毒、降压降脂、增强免疫力

热量：251千焦/100克
性味：性平、胃甘
归经：肺经

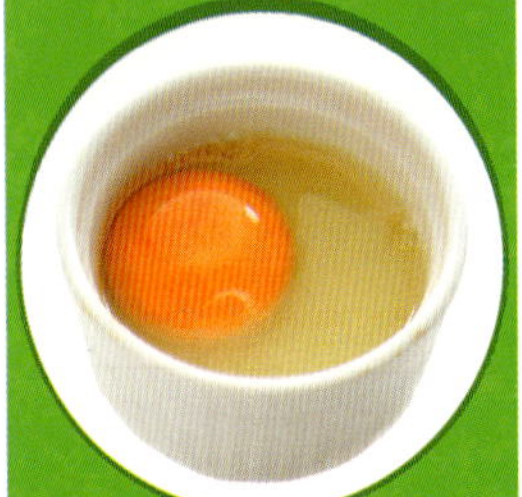

降脂原理

鸡蛋清有软化血管的作用，可降低血压，其胆固醇含量低，适合高血压、高脂血症患者食用。鸡蛋清具有收敛作用，能降低毛细血管的通透性，涂布后形成痂膜，起到了保护作用，能减少体液渗出，防止继发性休克的发生；同时痂膜又能防止不洁物质的污染和外来刺激，有减轻疼痛的作用。

鸡蛋清是低脂肪、低胆固醇的食物，其富含蛋白质，经常食用可使心脑血管疾病的发生率降低，且对有睡眠不安、咳嗽、头昏脑涨等症状的高血压、高脂血症等疾病有很好的辅助治疗效果。适当补充蛋清可增强机体免疫力。

食用建议

建议体质虚弱者、营养不良者、贫血者及产妇、婴幼儿常食。但是肝炎、高热、腹泻、肾病患者慎食。

芙蓉南瓜汤

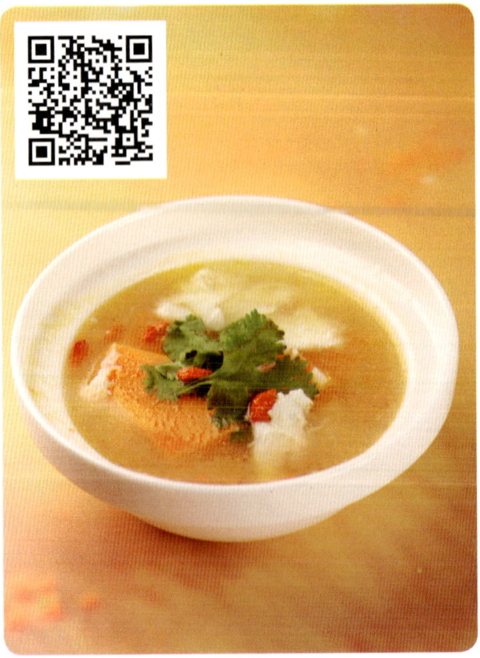

材料 南瓜240克，鸡蛋2个，蒜末10克，枸杞、香菜各少许

调料 盐2克，鸡粉2克，食用油适量

做法

①南瓜切片，香菜切段，鸡蛋取蛋清，备用。

②锅中注食用油烧热，倒入蒜末，爆香。放入南瓜、开水、枸杞，煮2分钟。加入盐、鸡粉，拌匀调味，倒入蛋清，略煮片刻。

③将汤料盛出即成。

能量计算 热量：1285千焦，糖类：20.6克，蛋白质：15.7克，脂肪：18.1克。

酸奶

生津止渴、润肠通便、降压降脂

热量：301千焦/100克
性味：性平、胃酸
归经：归肝、胃经

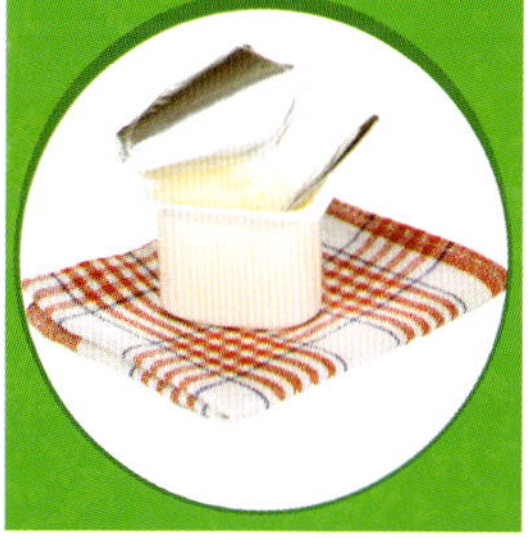

降脂原理

酸奶具有生津止渴、补虚开胃、润肠通便、降血脂、抗癌等功效，能调节机体内微生物的平衡，改善牛皮癣和缓解儿童营养不良。酸奶含有的牛奶因子有降血脂、降胆固醇、阻碍人体对脂肪的吸收功能；而且酸奶中含有一种乳酸，能有效的抑制肠内腐败菌的繁殖，抑制有害物质的产生，促进肠道的蠕动，因而极具减肥瘦身作用。酸牛奶能抑制肠道腐败菌的生长，还含有可抑制体内合成胆固醇还原酶的活性物质，又能刺激机体免疫系统，调动机体的积极因素，有效地抗御癌症。经常食用酸奶，可增加营养，防治动脉硬化、冠心病及癌症，降低胆固醇。

食用建议

适宜身体虚弱、气血不足、营养不良、肠燥便秘、消化道癌症、高胆固醇血症、皮肤干燥之人食用。

栗子腰果酸奶

|材料| 腰果30克，熟板栗25克，枸杞8克，酸奶100毫升

|调料| 食用油适量

|做法|

①锅中注食用油，烧至三成热，放入腰果，小火炸至其熟透后捞出，沥干，放凉待用。将熟板栗剁成细末，腰果切成末。把酸奶倒入碗中，倒入板栗，使食材混合均匀。

②取果汁杯盛入，撒上腰果粉，撒上枸杞即成。

能量计算 热量：1235千焦，糖类：37.4克，蛋白质：18.1克，脂肪：11.5克。

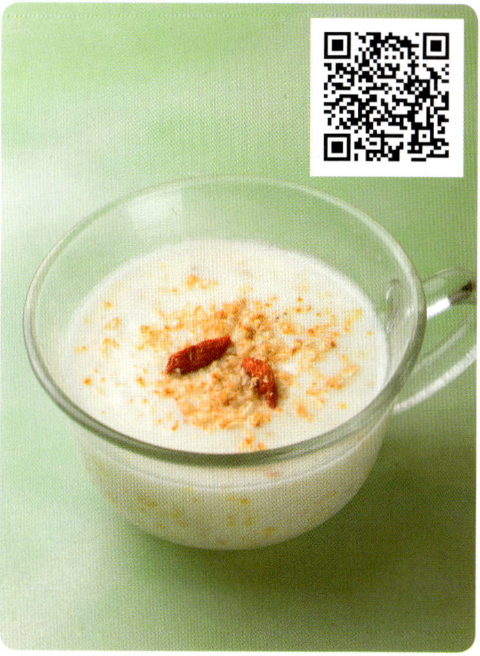

蒜

降低血压、血糖、抗高血脂和动脉硬化

热量：460千焦/100克
性味：性温、味辛
归经：脾、胃肺经

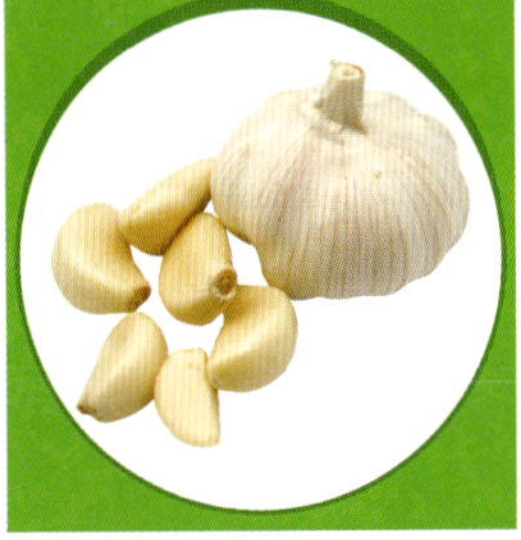

降脂原理

蒜可帮助保持体内某种酶的适当数量而避免出现高血压，是天然的降压食物。蒜不仅具有抗菌消炎的作用，可保护肝脏，降低血糖，调节血糖，保护心血管，抗高血脂和动脉硬化，抗血小板凝集。

蒜中富含蒜素、硫醚化合物以及大蒜辣油，有降低血糖、血脂的功效，还具有降血压及预防冠心病和动脉硬化的作用。蒜中还含有一种特殊的辛辣刺激成分——谷胱甘肽，能抗氧化、提高肝脏的解毒作用，能有效预防糖尿病和肝病。蒜还有预防体内瘀血的作用，可用于防止血栓形成，减少心脑血管栓塞。

食用建议

建议糖尿病患者，有铅中毒倾向者，肺结核患者，百日咳患儿，痢疾、肠炎、伤寒患者，胃酸减少及胃酸缺乏者可常食。胃炎、口感便秘、眼部疾病患者慎食。

蒜香蒸南瓜

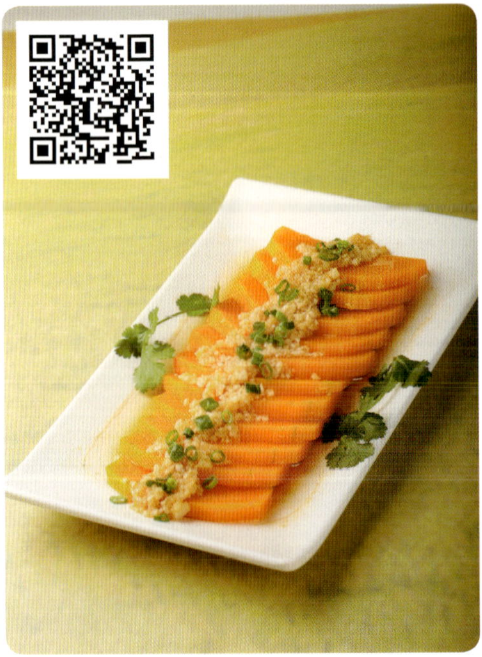

|材料| 南瓜400克，蒜末25克，香菜、葱花各少许

|调料| 盐2克，鸡粉2克，生抽4毫升，芝麻油2毫升，食用油适量

|做法|

①南瓜切片，装盘中，摆放整齐。

②把蒜末装入碗中，放盐、鸡粉、生抽、食用油、芝麻油，调成蒜末味汁。把蒜末味汁浇在南瓜片上，把南瓜放入蒸锅，大火蒸至熟。

③取出南瓜，放上葱花、香菜点缀，浇上热油即成。

能量计算 热量：469千焦，糖类：25.3克，蛋白质：4.1克，脂肪：5.3克。

橄榄油

降低血清胆固醇含量、降低血脂

热量：3763千焦/100克
性味：性平、味甘
归经：归脾、胃经

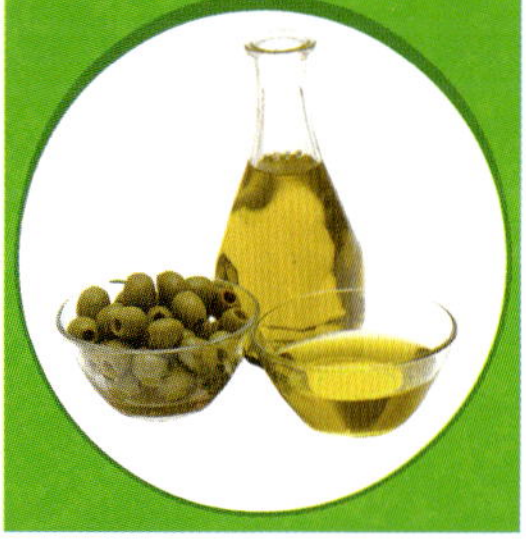

降脂原理

橄榄油可以从多方面保护心血管系统，可通过降低高半胱氨酸防止炎症发生，减少对动脉壁的损伤；还可通过增加体内氧化氮的含量，减少硝酸，松弛动脉，降低血压。其所含有的一种叫角鲨烯的物质，可以降低血清胆固醇含量、降低血脂。

橄榄油的不饱和脂肪酸含量是所有油脂中最高的，其中的单不饱和脂肪酸能降低血清胆固醇和低密度脂蛋白胆固醇的含量，不改变高密度脂蛋白胆固醇，从而预防和阻止脂肪团的形成，预防脂肪肝及冠状动脉粥样硬化等心血管疾病。

食用建议

一般人均可食用，可促进血液循环，改善消化系统功能，保护皮肤、防癌、抗癌、消炎、抗菌。但菌痢患者、急性肠胃炎患者、腹泻者以及胃肠功能紊乱者不宜多食。

橄榄油蒜香蟹味菇

材料 蟹味菇200克，彩椒40克，蒜末、黑胡椒粒各少许

调料 盐3克，橄榄油5毫升，食用油适量

做法

①将彩椒切粗丝，待用。

②锅中注清水烧开，加入食用油、蟹味菇、彩椒丝，煮至食材熟软后捞出，沥干水分，待用。将食材装入碗中，加入盐、蒜末、橄榄油，搅匀至食材入味。

③取盘子盛入食材，撒上黑胡椒粒即成。

能量计算 热量：292千焦，糖类：8.6克，蛋白质：6.7克，脂肪：4.6克。

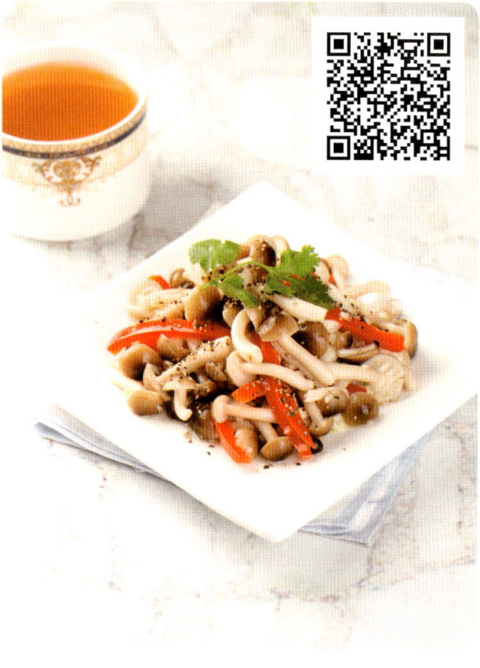

大黄

降低胆固醇、降血脂

- 热量：90千焦/100克
- 性味：性寒、味苦
- 归经：胃、大肠经

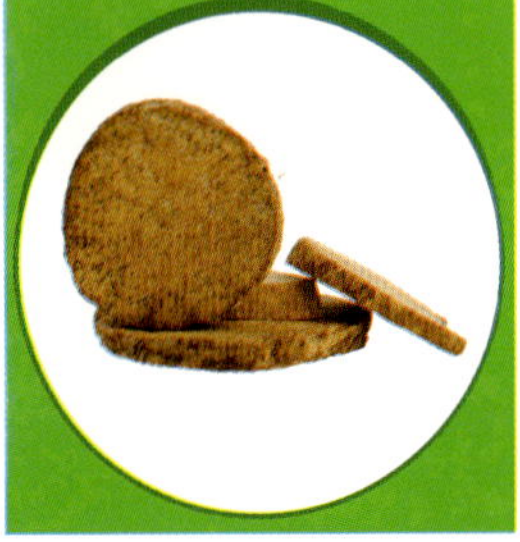

降脂原理

大黄可降低总胆固醇、三酰甘油、低密度脂蛋白、极低密度脂蛋白及过氧化脂质，从而达到降血脂的功效。

大黄可减轻内毒素性低血压，消除氧自由基，降低肠、肝、肺等毛细血管通透性，减轻内毒素引起的肠壁血管通透性增加，防止肠道细菌移位及内毒素进入血循环等。

食用建议

建议便秘、湿热泻痢、黄疸、淋病、水肿腹满、小便不利、目赤、咽喉肿痛、口舌生疮、胃热呕吐、吐血、出血、便血、尿血、经闭、产后瘀滞腹痛等患者常食。

大黄绿茶

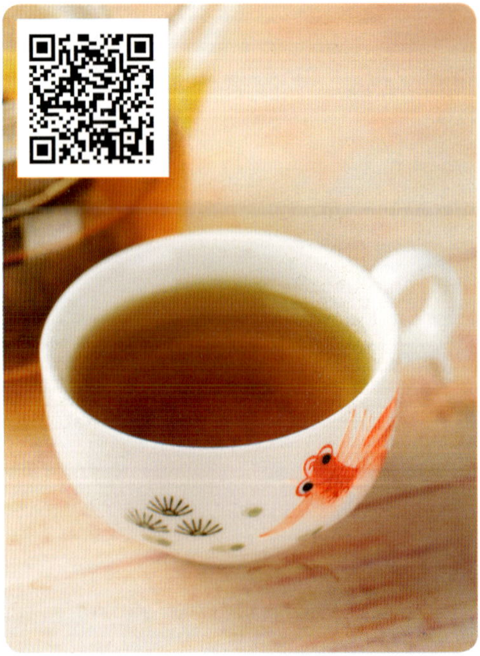

材料 大黄6克，绿茶叶4克

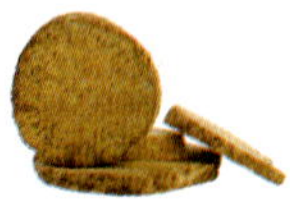

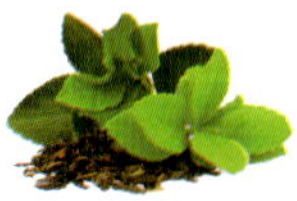

调料 蜂蜜少许

做法

①砂锅中注清水烧开，放入大黄、绿茶叶，煮沸后用小火煮约10分钟，至其析出有效成分。搅拌片刻，关火后盛出煮好的药茶。

②滤取茶汁，装入杯中，加入蜂蜜拌匀，即可趁热饮用。

能量计算 热量：62千焦，糖类：2.1克，蛋白质：1.4克，脂肪：0.1克。

绞股蓝

平衡人体脂肪代谢，解决代谢障碍、营养细胞

性味：性凉、味苦

归经：归肺、脾肾经

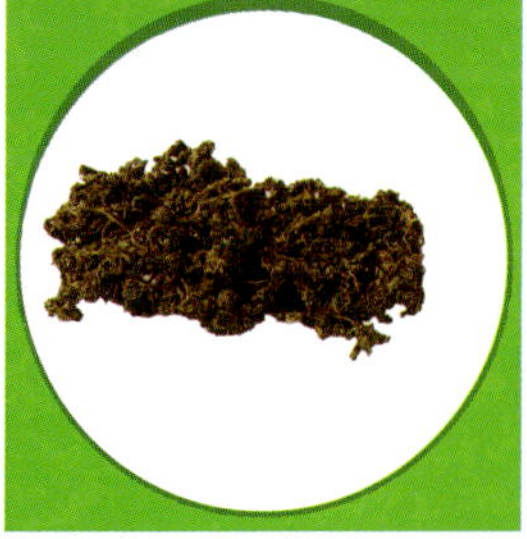

降脂原理

绞股蓝主要有效成分为多糖类、黄酮类、皂苷类及微量元素类，其功效主要是促进人体脂肪类物质代谢、清除肝脏以及血液中的多余脂肪，平衡人体脂肪代谢。

绞股蓝具有升高高密度脂蛋白、保护血管内壁细胞、阻止脂质在血管壁沉积和抗动脉硬化的作用。绞股蓝还具有明显的降低血黏稠度、调整血压的功能，同时能防止微血栓形成并增加心肌细胞对缺氧的耐受力，起到保护心肌的作用，对高血压、高血脂各种并发症的发生都有很好的预防控制作用。

食用建议

建议高血压、高脂血症、高血糖、脂肪肝、病毒性肝炎、慢性胃肠炎、慢性气管炎等患者常食。少数患者服后，出现恶心呕吐、头晕、眼花、耳鸣等症状，需停用，静养。

绞股蓝枸杞茶

材料 绞股蓝5克，枸杞10克，冰糖30克

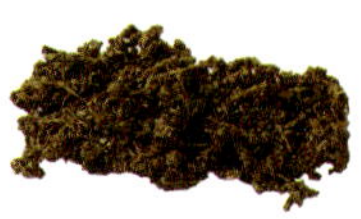

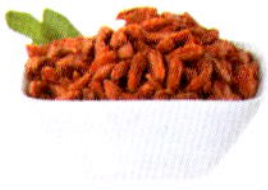

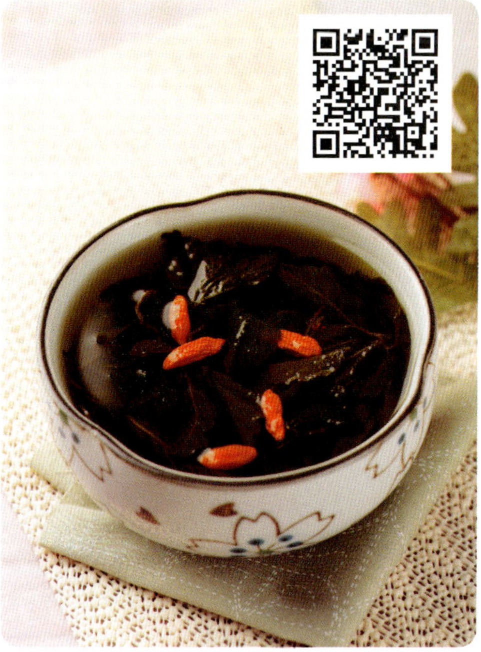

做法

①锅中注入清水烧开，倒入冰糖、绞股蓝，拌匀。加入枸杞，搅拌煮沸至冰糖溶化，略煮片刻使食材药性析出。

②把茶水盛出，装入碗中即可饮用。

温馨提示 脾虚泄泻者和感冒发热患者慎食。

灵芝

调节免疫力、降糖降脂、抗氧化、抗衰老

性味：性平、味甘

归经：归心、肝经

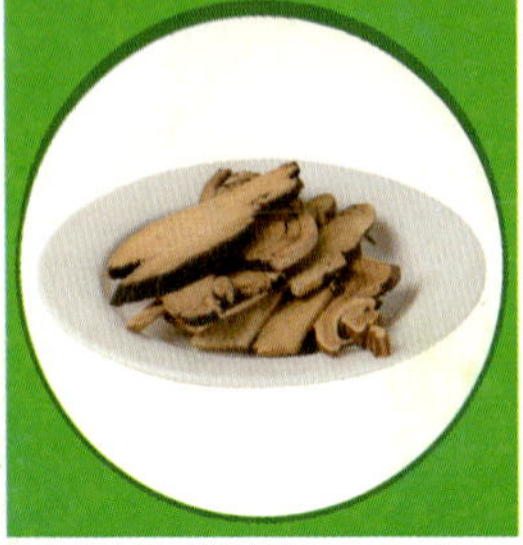

降脂原理

灵芝多糖具有免疫调节、降血糖、降血脂、抗氧化、抗衰老及抗肿瘤作用。三萜类化合物能净化血液，保护肝功能，灵芝多种制剂分别具有镇静、抗惊厥、强心、抗心律失常、降压、镇咳平喘作用。

灵芝不仅能增加周围组织对糖的利用，还能通过强化参与肝脏糖代谢的各种关键酶的活性来提高肝脏对葡萄糖的利用。对高脂血症患者，灵芝可明显降低血胆固醇、脂蛋白和三酰甘油，并能预防动脉粥样硬化斑块的形成。对于粥样硬化斑块已经形成者，则有降低动脉壁胆固醇含量、软化血管、防止进一步损伤的作用。并可改善局部微循环，阻止血小板聚集。

食用建议

建议神经衰弱、慢性气管炎、冠心病、肝炎、阳痿、各种肿瘤、咳嗽、失眠等患者多食。

决明子灵芝降脂茶

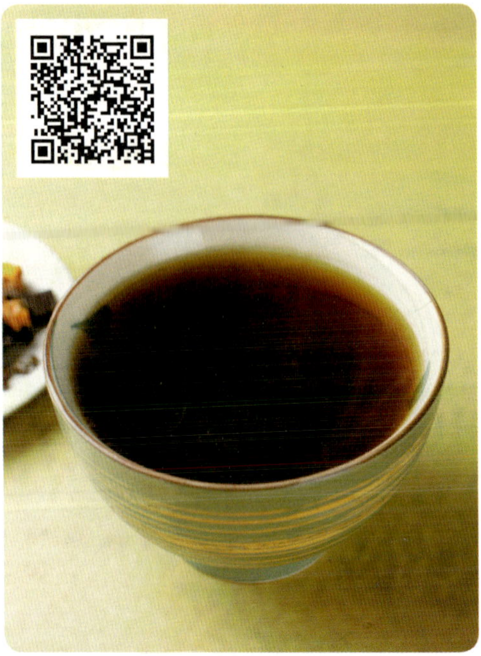

材料 灵芝30克，何首乌25克，姜黄20克，决明子15克

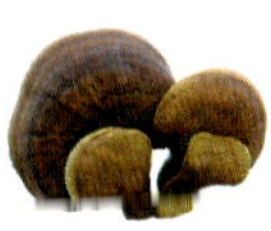
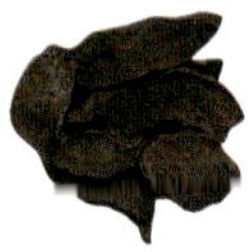
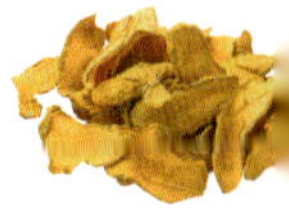

做法

①砂锅中注入清水烧开，放入药材，煮沸后用小火煮至其析出有效成分。转中火拌匀，关火后盛出煮好的药膳茶。

②滤取茶汁，装入茶杯中即可饮用。

温馨提示 脾胃虚寒、大便溏泄者慎服。